实用胃食管反流病学

主 编 李 亮 林煜光
副主编 何立锐 洪楚原

世界图书出版公司
西安 北京 上海 广州

图书在版编目（CIP）数据

实用胃食管反流病学 / 李亮，林煜光主编 . —西安：世界图书出版西安有限公司，2022.9
ISBN 978－7－5192－7775－8

Ⅰ . ①实… Ⅱ . ①李… ②林… Ⅲ . ①胃疾病—防治
Ⅳ . ① R573

中国版本图书馆 CIP 数据核字（2022）第 165741 号

书　　名	实用胃食管反流病学	
	SHIYONG WEI SHIGUAN FANLIUBING XUE	
主　　编	李　亮　林煜光	
策划编辑	胡玉平	
责任编辑	李　娟	
装帧设计	前　程	
出版发行	世界图书出版西安有限公司	
地　　址	西安市锦业路 1 号都市之门 C 座	
邮　　编	710065	
电　　话	029－87214941　029－87233647（市场营销部）	
	029－87234767（总编室）	
网　　址	http://www.wpcxa.com	
邮　　箱	xast@wpcxa.com	
经　　销	新华书店	
印　　刷	西安市久盛印务有限责任公司	
开　　本	787mm×1092mm　1/16	
印　　张	16	
字　　数	290 千字	
版　　次	2022 年 9 月第 1 版	
印　　次	2022 年 9 月第 1 次印刷	
国际书号	ISBN 978－7－5192－7775－8	
定　　价	118.00 元	

医学投稿　　xastyx@163.com ┃ 029-87279745　029-87279675
（如有印装错误，请寄回本公司更换）

《实用胃食管反流病学》
编委会

主 编 李 亮 林煜光

副主编 何立锐 洪楚原

编 委（按姓氏笔画排序）

邓 茜 中山大学附属第七医院（深圳）消化医学中心

伍友春 深圳市第三人民医院肝胆外科

刘 铮 中山大学附属第七医院（深圳）健康管理中心

江志鹏 中山大学附属第六医院胃肠、疝和腹壁外科

孙卫江 潮州市中心医院普外科

严 聪 湛江中心人民医院普外三科（腹壁、疝、小儿外科）

李 亮 中山大学附属第七医院（深圳）消化医学中心

李华玲 中山大学附属第七医院（深圳）采购办公室

何立锐 北京大学深圳医院胃肠外科

邹湘才 广州医科大学附属第二医院胃肠外科

张 辉 北京大学深圳医院医学影像科

陈少逸 深圳市福田区第二人民医院疝和腹壁外科

邰沁文 南方医科大学深圳医院普外科

林月钰 北京大学深圳医院儿科

林城标 香港大学深圳医院全科医学部

林煜光 北京大学深圳医院消化内科

欧阳慧 中山大学附属第七医院（深圳）消化医学中心

洪楚原 广州医科大学附属第二医院胃肠外科

谢肖俊 汕头大学医学院第一附属医院疝与腹壁外科

主编简介

李 亮 副主任医师，医学硕士，就职于中山大学附属第七医院消化医学中心。任国际内镜疝学会中国分会会员，中国医师协会外科医师分会疝和腹壁外科医师委员会青年委员，《中华疝和腹壁外科杂志（电子版）》通讯编委，世界内镜医师协会疝和腹壁外科协会理事，内镜临床诊疗质量评价专家委员会、全国卫生生产业企业管理协会疝和腹壁外科产业及临床研究分会理事，广东省医师协会疝和腹壁外科医师分会委员兼青年医师专业组副组长，第一届粤港澳大湾区疝

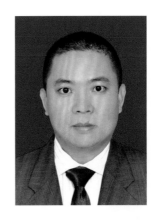

外科医师联盟委员，深圳市医师协会疝与腹壁外科医师分会副会长、胃食管反流病外科学组副组长，广东省抗癌协会遗传性肿瘤专业委员会常务委员，广东省健康管理学会胃肠病专业委员会常务委员，深圳市福田区人民法院医疗纠纷咨询专家委员会委员，深圳市抗癌协会肿瘤营养与代谢专业委员会副主任委员等。主编出版专著《实用腹股沟疝外科学》《实用腹股沟疝外科学（第2版）》《腹股沟疝手术策略与技巧》《腹痛原理与诊断》。

林煜光 副主任医师，医学硕士，就职于北京大学深圳医院消化内科。任广东省抗癌协会大肠癌专业委员会常务委员、深圳市医师协会消化医师分会委员、深圳市医学会消化病专委会胰腺学组委员。从事消化内科专业10余年，对消化系统常见病、疑难病及危重病的诊断和治疗有丰富的临床经验，熟练掌握电子胃镜、电子结肠镜、胶囊内镜及超声内镜的常规诊查和相关内镜下治疗技术。

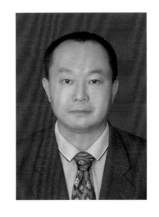

副主编简介

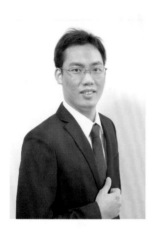

何立锐　主治医师，医学硕士，就职于北京大学深圳医院胃肠外科。任深圳市医师协会疝与腹壁外科医师分会理事兼秘书、青年学组组长、胃食管反流外科学组委员、中国肿瘤防治联盟深圳市胃肠肿瘤专业委员会常委委员、深圳市抗癌协会青委会常委、深圳市医师协会胃肠肿瘤青委会委员、深圳市医学会 ERAS 学组委员、深圳市健康管理协会肿瘤多学科（MDT）防治专业委员会委员。对胃肠外科有较为深入的研究，具有丰富的胃肠外科临床实践经验。

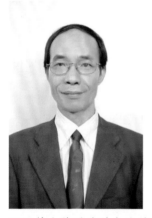

洪楚原　主任医师，科主任，硕士研究生导师，就职于广州医学院第二附属医院胃肠外科。任中华医学会外科分会疝与腹壁外科学组委员、中国医师协会外科医师分会疝与腹壁外科医师专业委员会委员、广东省医师协会疝与腹壁外科分会副主任委员、广东省医学会微创外科分会副主任委员、广东省医师协会微创外科分会副主任委员、广东省行业协会微创外科分会副主任委员、广东省医学会结直肠肛门外科分会常务委员、广东省抗癌协会热疗专业委员会常委、广东省中西医结合普通外科专业委员会副主任委员，广东省中西医结合肛肠科专业委员会副主任委员。

在欧美国家，胃食管反流病是常见病和多发病，这与西方国家人群的生活方式、肥胖等因素密切相关。我国曾经是胃食管反流病发病率较低的地区之一，但近20年，由于社会和经济的发展，生活方式的改变，我国的胃食管反流病发病率增长迅速，患者群涵盖各个年龄阶段。目前，在全球范围内，胃食管反流病已经发展成为具有重要临床影响的疾病，同时也是社会重要的疾病负担之一。在消化内科门诊或胃肠外科门诊诊疗的病种中，胃食管反流病占到相当大的比例，其中不乏严重疾病。在这些疾病中，一部分是以食管外症状为主的胃食管反流病，包括喉咽反流性疾病、反流相关的哮喘等。这类患者可能长期就诊于呼吸内科、耳鼻咽喉科。因此，无论从流行病学来看，还是从疾病的特点来看，我们都有必要对胃食管反流病进行专门的研究。

近年来，由于胃食管反流病的发病率在短期内迅速升高，我国学者逐渐开始重视对胃食管反流病的研究。然而，胃食管反流病的多学科综合诊疗方案在国内推广不足，可供读者参考的专著不多。目前，我国医疗技术飞速发展，本书的出版对消化病学的进步具有巨大促进意义。本书分为4个部分，分别从基础、检查评估手段、治疗方式和胃食管反流病的特殊问题进行充分论述，此外，还讨论了胃食管反流病治疗的卫生经济学问题，对胃食管反流病的各方面问题均进行了深入论述，内容详尽，有较大的参考价值。

参与本书编写的专家来自各个专业，多学科特色明显，充分体现了各学科知识的融合性及各位学者对胃食管反流病诊治领域的研究热情。本书对胃与食管局部解剖问题、食管胃结合部抗反流机制和胃食管反流病的病理生理问题进行深入论述，在此基础上阐述了症状与病理解剖和病理生理的关系，并针对病理解剖和病理生理问题提出治疗方案。在目前缺乏高质量胃食管反流病指南的情况下，病理解剖和病理生理分析是比较可靠的临床治疗依据之一。

本书内容翔实，特色明显，以病理解剖和病理生理为主线索，避免了内科与外科"泾渭分明"的问题，真正做到了多学科知识的深度融合，是一本值得推广的专病专著。

张全亮

2022 年夏于深圳

前 言

　　胃食管反流病在欧美社会是一种常见病和多发病。我国改革开放后，随着经济和社会的发展，人们生活方式发生了很大的转变，疾病谱也在变化，其中胃食管反流病的发病率逐渐升高，已经成为国内的常见病和多发病。胃食管反流病是一种涉及多学科诊疗技术的疾病，随着新检查技术和治疗技术的开发和应用，治疗理念和模式已经发生了很大的变化，多学科合作在胃食管反流病的诊治中越来越重要。

　　1. 我国临床医生对胃食管反流病的认识出现了重要转变　长期以来，我国临床医生对胃食管反流病的诊治的重视程度不够，这与以往对疾病的认识较为局限有关。以往对胃食管反流病的认识主要局限在出现食管黏膜损害的反流性食管炎患者或以反酸、烧心等典型临床表现为主的患者中。对于临床表现不典型或以食管外症状为主的病例认识不足，可能导致治疗方向出现偏差，特别是反流引起哮喘等肺部并发症的部分患者，长期得不到正确的诊治。可喜的是，随着我国医学水平的提高，人们对胃食管反流病的认识逐渐深入，重视程度逐渐增加，从汪忠镐院士介绍自己胃食管反流病的诊治历程开始，胃食管反流病的宣传力度逐渐加大，出现了一批专注于胃食管反流病诊治研究和实践的专家。汪忠镐院士因胃食管反流病导致哮喘，而无明显的反酸和烧心等典型症状，长期以一般哮喘治疗，效果不佳。在自身对疾病体会和分析的基础上，汪忠镐院士认为自身哮喘的根源为胃食管反流病，为反流物进入呼吸系统的并发症，并进行胃底折叠术治疗。手术起到立竿见影的效果，当天所有症状完全消失，解除了多年的痛苦。从此汪忠镐院士拓展了自己的研究领域，将胃食管反流病也作为重要的研究方向之一，并致力于向全国推广该疾病的诊疗理念。经过多年的发展，人们对胃食管反流病的认识已经较为深入，有的医疗机构成立了胃食管反流病治疗中心，但各个地区间发展不均衡，仍需进一步推广和普及。

2. 对胃食管反流病的认识由内科病向多学科疾病转变　胃食管反流病以往被认为是内科病，药物治疗是主流，这种观念在国内某些不发达地区仍然根深蒂固。但目前在大多数医疗机构中，多学科综合治疗已成为被推崇的胃食管反流病诊疗和疾病管理方式。在胃食管反流病中，不同的治疗方式可以达到不同的目的：①内科药物治疗是控制症状的手段；②外科手术可以治愈疾病，还可以修补食管裂孔疝；③腔内治疗等新的治疗方式也在实践之中，在适合的病例中，可以达到根治效果；④胃食管反流病常涉及对患者的心理评估和干预；⑤胃食管反流病还涉及耳鼻咽喉科、呼吸内科等专科问题。在疾病异质性明显，治疗手段多样化的前提下，如何科学地选择治疗方式，提供最优和最符合卫生经济学的治疗以及长期的健康管理，是需要认真研究的问题。多学科综合评估是进行病情精确评估的理想手段，是目前胃食管反流病的理想评估模式和治疗模式。此外，与社区健康服务中心或全科医生合作，可以对患者进行更高效的健康管理，方便患者并节约医疗资源，这也是多学科合作的体现之一。

3. 手术治疗是有效的治愈手段　手术治疗胃食管反流病有较长的历史，在手术发展的历程中出现了各种各样的术式，目前仍有较多的术式并存，以 Nissen 手术最为常见。随着腹腔镜技术的成熟及其在胃食管反流病外科治疗中的应用，腹腔镜 Nissen 手术成为治疗胃食管反流病最常用的术式之一。目前，临床医生对腹腔镜下胃底折叠术的接受程度越来越高，但该术式仍缺乏公认的适应证指南和手术技术规范。Nissen 胃底折叠术是一种高效的抗反流手术，但其缺点也较为明显，患者术后无法呕吐和嗳气，容易出现腹胀等不适。其他术式也有各自的优缺点。参考欧美国家胃食管反流病的流行病学特点，可以推测随着社会和经济的发展，手术治疗胃食管反流病在我国将更加普遍，而在手术推广中，也需要进行大量的交流和规范化工作。在目前缺乏公认高质量指南的情况下，本书对手术治疗的适应证问题以病理解剖和病理生理为基础进行评估，希望可以做到较为科学、客观地选择手术适应证，使手术效果最大化。

4．精准评估的检查手段　在目前的医疗条件下，一些地区胃食管反流病的实际治疗方式是：根据临床表现诊断胃食管反流病，进行或不进行胃镜检查，然后进行质子泵抑制剂类药物治疗，长期药物治疗无效者考虑手术治疗。这种诊治方式是一种经验式的方式，另一种精准诊疗模式正在实践中，但仍需更多的数据才能对这种诊疗模式进行全面评价。精准诊疗模式要求对胃食管反流病的患者进行全面检查和评估后再开始治疗，主要检查包括高分辨率食管测压、24h阻抗监测、上消化道造影或CT检查等，然后根据这些检查结果进行综合评估，判断其病理解剖和病理生理是否发生改变，再选择最合适的治疗方式。这种全面评估的精准诊疗模式需要专业的设备和人员，也需要较高的检查费用，但从全治疗周期和治疗质量看，效果明显，因此适合于医疗条件较好的地区。我国目前地区间经济及医疗发展水平极不平衡，各种治疗模式的适用范围不同，需要更多的实践去检验不同治疗模式的疗效和卫生经济学效益。

5．腔内治疗、磁性括约肌植入等新疗法的开发和应用　腔内治疗是指经过口和食管的自然腔道治疗胃食管反流病，目前主要治疗方法包括射频消融治疗和腔内胃底折叠术。相对于腹腔镜胃底折叠术，腔内治疗只能改善或重建食管胃结合部抗反流机制的某一方面，因此在适应证选择上需要更加严格。腔内胃底折叠术可以达到更好的无创效果，但各个学者报道的结果差异较大，这与适应证的选择差异较大有关。磁性括约肌植入技术是近年胃食管反流病手术治疗的新技术，在食管下段植入由磁性串珠组成的磁性括约肌，用磁珠间的吸引力来关闭食管胃结合部。由于磁性串珠之间的吸引是经精确计算确定的，在起到抗反流作用的同时，不影响食管的传输功能，也不影响吞咽和进食。磁性括约肌植入术操作简洁，患者术后的主观感受好，与腹腔镜胃底折叠术相比，既不影响呕吐和嗳气，又可以取得相似的抗反流效果。目前其疗效比较乐观，但仍需更多的临床实践去验证长期临床效果。在目前缺乏腔内治疗、磁性括约肌增强术的高质量指南的情况下，本书从病理解剖和病理生理的角度探讨治疗原则，希望可以为读者提供一个相对科学的思考角度。

虽然胃食管反流病的治疗方法较多，但该疾病异质性明显，并且受精神心理因素影响明显，手术治疗效果与患者术后的感受直接相关，疗效的不确定性仍然存在，这是胃食管反流病的特殊之处，有时也成为医疗纠纷的原因之一。此外，胃食管反流病多种治疗方式并存，有成熟的治疗方式，也有新开发的治疗方式，关于这些治疗方式的适应证也存在不同的观点。鉴于此，我们邀请胃肠外科、消化内科等多学科专家参与编写本专病专著，希望能够起到抛砖引玉的作用，推进胃食管反流病的精准化治疗和个体化治疗，促进胃食管反流病诊疗水平的提高。本书以病理解剖和病理生理为依据，从全面评估的角度分析胃食管反流病的症状、病理解剖和病理生理的关系，并在此基础上提出胃食管反流病各种治疗方式的适应证，详细介绍了药物、胃底折叠术、磁性括约肌增强术和腔内治疗的原理、操作要点，以及这些治疗方法可纠正胃食管反流病的哪些异常改变。

参与本书编写的专家可能存在认识角度的差异，并且目前国内外尚缺乏权威的胃食管反流病治疗指南，文献报道也存在不同角度的观点，因此，本书难免存在局限性，某些观点仍需要更多的临床实践去验证，需要进行更多的交流以达成共识。请广大读者在阅读时指出本书的不足并不吝赐教，以促进我们不断进步，继续完善本书。

本书的编者都是工作在临床一线的专家，日常工作繁忙，为编写书稿，常常牺牲休息时间来总结自己的临床实践经验、查阅文献，最终本书得以顺利出版，在此对他们的辛苦付出表示衷心感谢！

李 亮

2022 年夏于深圳

目 录

第 1 章

胃食管反流病的概念及流行病学调查

　　了解疾病的流行病学特点是理解疾病的第一步，对疾病的综合防治有重要的意义。胃食管反流病的流行病学有其特殊之处，胃食管反流病常与食管裂孔疝（hiatus hernia，HH）合并存在，食管裂孔疝是胃食管反流病的病因之一。在手术治疗胃食管反流病的同时常常涉及食管裂孔疝的修补，因此，在实际的临床治疗中难以将两者孤立看待，但目前的流行病学研究主要针对胃食管反流病，尚缺乏食管裂孔疝的流行病学资料。

一、胃食管反流病的定义

　　胃食管反流病是最常见的疾病之一，人们对其疾病本质的认识也一直处于变化之中。胃食管反流病的最初概念为：胃内容物反流入食管，使患者产生临床症状，或引起食管黏膜损伤。随着对胃食管反流病引起的食管外病变的发现和深入研究，胃食管反流病的概念已经被扩展，目前普遍认可的胃食管反流病概念为：胃内容物反流进入食管引起的症状和（或）并发症，常见的症状包括烧心和反酸，也可引起耳鼻喉和呼吸系统等脏器的相关食管外症状。胃食管反流病包括糜烂性食管炎、非糜烂性食管炎和巴雷特食管。食管裂孔由于各种原因扩大，导致食管胃结合部滑入胸腔，或其他脏器经食管裂孔进入胸腔的疾病称为食管裂孔疝。食管裂孔疝是一种腹壁疝，是胃食管反流病的重要病因之一，与巴雷特食管的形成也有重要的关系，是影响药物治疗效果的重要因素之一，在外科手术中往往需要同时处理胃食管反流和食管裂孔疝两个问题，因此应将胃食管反流病与食管裂孔疝整体看待。

二、胃食管反流病国内的流行病学调查情况及特点

虽然国内缺乏大规模胃食管反流病的调查资料，但各地区的调查资料较为丰富，仍然可以从中总结出国内胃食管反流病的流行病学特点。然而，我国缺乏食管裂孔疝的大规模调查资料，因此，笔者无法对其进行论述和评估。

（一）胃食管反流病的国内调查情况

由于胃食管反流病患病率逐渐升高，近年国内对胃食管反流病的流行病学调查较为重视，这些调查基本是以问题量表的方式进行，因此易于实施。姚小军等对在新疆格尔木地区生活 3 年以上的居民进行调查发现[1]：该病标准化患病率为 9.41%，并且患病率在性别、年龄和民族方面无统计学差异；患病率与体重指数成正相关，体重指数 ≥ 35kg/m² 患病率明显增加；进食过饱、高脂肪饮食、喜辛辣食物、大量饮高度白酒、进食后 2h 内就寝、精神紧张及便秘均为罹患胃食管反流病的高危因素（$P < 0.05$）；高盐饮食、甜食、浓茶、咖啡与胃食管反流病的发生无明显相关性（$P > 0.05$）。蒋承霖等对福建畲族人的调查发现[2]：该病患病率为 9.50%，发病与浓茶、油腻饮食和肥胖明显相关。而沈许德对福建人群的调查结果显示[3]：该病患病率为 8.76%，年龄、肥胖、吸烟、常食油腻、进食过饱、常食辛辣食物、常进甜食、常饮咖啡和浓茶、便秘等可能是胃食管反流病的危险因素。长蒙和温冰对海上石油平台工作人员的调查发现[4]：海上石油平台作业人员的患病率为 5.98%，与上海和北京两地人群的患病率（5.8%）相近，高于广东（2.3%），低于海军官兵（27.1%），甜食、浓茶、晕船、精神压力大、噪音环境、高脂饮食、喜食辛辣食物、睡眠差为危险因素。范颖英等调查表明胃食管反流病的独立危险因素包括[5]饮酒、胆汁反流、过饱等。刘云等对庄河地区不同职业的居民调查发现[6]：文化程度、吸烟史、长期饮酒、暴饮暴食、辛辣饮食、工作时间、过敏史和肥胖是发生胃食管反流病的危险因素，而睡眠时间是胃食管反流病患者的保护性因素。陈晓旭的调查发现[7]：该病患病率为 7.1%，患病率与生活环境和性别无关，与年龄相关。对质子泵抑制剂没有充分反应的胃食管反流病被定义为难治性胃食管反流病[8]，其流行病学因素更加复杂。廖旭调查发现[9]：难治性胃食管反流病具有较明显的性别、年龄、文化程度特点；病情严重程度高、使用泮托拉唑、治疗依从性差及存在不良情绪等因素是影响质子泵抑制剂治疗效果的独立危险因素。胃食管反流病与心理因素有密切关系，研究发现[10]胃食管反流病与重度抑郁症相关，在香港的患病

人群中也可观察到焦虑、压力与胃食管反流病有关[11]。

（二）国内胃食管反流病的流行病学特点

从这些调查可以看出国内胃食管反流病的患病率一般在 10% 以内，具有以下流行病学特点。

- ·胃食管反流病的患病率北方高于南方，西南地区患病率较东南沿海高。
- ·肥胖是胃食管反流病的公认危险因素之一。
- ·生活饮食习惯与胃食管反流病相关。
- ·精神因素、工作环境与胃食管反流病相关。
- ·年龄因素与胃食管反流病相关。

（三）食管裂孔疝的流行病学特点

胃食管反流病的流行病学主要调查手段是问卷调查，较易实施，但这些调查都是以基于症状定义的胃食管反流病为调查对象，大量症状不典型或者单纯表现为食管外症状者可能被排除在外，因此这些调查资料不一定能真正反映胃食管反流病的实际发病情况。食管裂孔疝流行病学资料缺乏的原因主要在于食管裂孔疝需要影像学检查确诊，流行病调查较为困难，因此缺乏食管裂孔疝的流行病学资料，胃食管反流病与食管裂孔疝的流行病学的综合分析资料更不易取得。

三、胃食管反流病、食管裂孔疝的国外调查情况

世界各地的人群特点、生活习惯、地理条件及文化差异较大，但近年的流行病学调查发现，胃食管反流病流行病学虽然也有患病率和地区差异的问题，但其总体特点与国内相似。印度的胃食管反流病的患病率为 7.6%~30%[12]，多数地区在 10% 以内[12]，与国内类似。Kim SY 等的调查发现[13]：反流性食管炎患病率男性高于女性（10.6% vs.2.0%），胃食管反流病患病率女性高于男性（6.2% vs.2.5%），肥胖、吸烟、70 岁以上女性、男性食管裂孔疝、高甘油三酯血症、更年期为危险因素。Sharara AI 等发现[14]：在肥胖者中胃食管反流病的患病率为 62.4%，食管裂孔疝、异常 Hill 分级和吸烟是危险因素。Hunter MP 和 Crowther NJ 发现[15]：南非女性胃食管反流病的患病率为 22.9%，与体重关系密切，但与生活环境、年龄和烟酒摄入无关。另一项调查发现非洲人群胃食管反流病的患病率为 7.6%[17]。Ko SH 等的调查发现[16]：白种人的发病率较东亚人高，肥胖

是重要的危险因素。总体而言，国外的胃食管反流病的患病率与国内相似，为 2.5%~25%[18]，高于或低于这个区间的地区不多，各种调查表明在众多与发病有关的危险因素中，肥胖是较为普遍的因素之一。与国内类似，国外对食管裂孔疝的流行病学调查报道也不多，专门针对食管裂孔疝的专业调查更为罕见，因此仍需要进一步的调查研究。巴雷特食管与胃食管反流病有关。越南的一项研究表明[19]：食管裂孔疝与巴雷特食管显著相关，食管裂孔疝的患病率为 2.4%。此发病率与广东人群胃食管反流病的患病率（2.3%）相当。从这个调查，可以窥见食管裂孔疝的一些流行病学特点，但难以全面总结其流行病学特点，仍需要进一步调查。

四、食管外表现

胃食管反流病与慢性咽炎和牙齿腐蚀有关[20]，也是哮喘的原因之一[21]，其原因为酸性胃液对咽部、气管的刺激和对牙齿的缓慢侵蚀有关，有些药物治疗不佳的哮喘可能是胃食管反流病的食管外症状。胃食管反流病还与其他的疾病相关，这些相关的疾病中，有些较易从病理生理的角度解释，有的目前难以找出其病理生理上的联系。Finocchio 等调查发现[22]：胃食管反流病与慢性鼻炎相关。Baqir M 等发现[23]：胃食管反流病与特发性肺纤维化相关。胃食管反流病也与支气管扩张相关[24]，可能的原因是反流物进入肺脏导致长期慢性感染。除了鼻咽部和呼吸系统外，Kim SY 等研究还发现[25]：胃食管反流病与类风湿性关节炎具有双向关联的特点。

五、小　结

胃食管反流病是常见病之一，随着对其研究的深入，其概念也在扩展，相关的食管外症状或疾病逐渐得到深入认识。胃食管反流病的发病率在世界各地基本相似，在 2.5%~25% 范围内波动，但在全球范围内，随着人口的老化和人口数量的增加，患病率可能也在升高[26]。有全球范围内，胃食管反流病发病的危险因素相似，其中肥胖是公认的危险因素之一。胃食管反流病与肥胖、饮食、心理等因素有关，而这些问题也是当今世界普遍的公共卫生问题，因此胃食管反流病也是重要的公共卫生问题。食管裂孔疝是胃食管反流病的重要病因之一，两者往往合并存在，但目前尚缺乏关于食管裂孔疝或食管裂孔疝与胃食管反流病的共同流行病学调查，需要进一步调查研究。

（刘铮　李亮　何立锐）

参考文献

[1] 姚小军, 王晨, 程传斌, 等. 格尔木地区居民胃食管反流病流行病学调查分析 [J]. 中华全科医学, 2018, 16(8): 1386–1388.

[2] 蒋承霖, 蔡奇志, 郑秀金, 等. 畲族人群胃食管反流病流行病学研究 [J]. 胃肠病学, 2016, 21(3): 179–182.

[3] 沈许德, 王雯, 庄惠军. 福建省人群胃食管反流病流行病学调查 [J]. 中华消化杂志, 2010, 30(6): 386–390.

[4] 长蒙, 温冰. 海上石油平台作业人员胃食管反流病流行病学调查 [J]. 中华航海医学与高气压医学杂志, 2016, 23(1):42–44, 47.

[5] 范颖英, 孙娟, 苗芳, 等. 胃食管反流病流行病学调查 [J]. 临床心身疾病杂志, 2018, 24(3): 141–144.

[6] 刘云, 于洪波, 戴林. 庄河地区不同职业居民胃食管反流病的流行病学调查及防治的临床研究 [J]. 航空航天医学杂志, 2019, 30(4):434–436.

[7] 陈晓旭. 平顶山市居民胃食管反流病的流行病学调查 [J]. 中国社区医师, 2016, 32(25): 88–89.

[8] Bhatia S, Pareek KK, Kumar A, et al. API-ISG Consensus guidelines for management of gastrooesophageal reflux disease [J]. J Assoc Physicians India, 2020, 68(10): 69–80.

[9] 廖旭. 难治性胃食管反流病流行病学调查 [J]. 医学临床研究, 2018, 35(8):1559–1561.

[10] Chen YH, Wang H. The Association between depression and gastroesophageal reflux based on phylogenetic analysis of miRNA biomarkers [J]. Curr Med Chem, 2020, 27(38):6536–6547.

[11] Mak ADP, Wu JCY, Chan Y, et al. Associations between gastro-oesophageal reflux disease, generalised anxiety disorder, major depressive episodes, and healthcare utilisation: a community-based study [J]. East Asian Arch Psychiatry, 2019, 29(2): 41–47.

[12] Bhatia SJ, Makharia GK, Abraham P, et al. Indian consensus on gastroesophageal reflux disease in adults: a position statement of the Indian Society of Gastroenterology [J]. Indian J Gastroenterol, 2019, 38(5): 411–440.

[13] Kim SY, Jung HK, Lim J, et al. Gender specific differences in prevalence and risk factors for gastro-esophageal reflux disease [J]. J Korean Med Sci, 2019, 34(21): e158.

[14] Sharara AI, Rustom LBO, Bou Daher H, et al. Prevalence of gastroesophageal reflux and risk factors for erosive esophagitis in obese patients considered for bariatric surgery [J]. Dig Liver Dis, 2019, 51(10): 1375–1379.

[15] Hunter MP, Crowther NJ. The prevalence of gastroesophageal reflux disease in an adult, South African black population, and the association with obesity [J]. Minerva Gastroenterol Dietol, 2019, 65(2): 100–106.

[16] Ko SH, Baeg MK, Jung HS, et al. Russian Caucasians have a higher risk of erosive reflux disease compared with East Asians: A direct endoscopic comparison [J]. Neurogastroenterol Motil, 2017, 29(5). e13002.

[17] Nwokediuko SC, Adekanle O, Akere A, et al. Gastroesophageal reflux disease in a typical African population: a symptom-based multicenter study [J]. BMC Gastroenterol, 2020, 20(1): 107.

[18] Savarino E, de Bortoli N, De Cassan C, et al. The natural history of gastro-esophageal reflux disease: a comprehensive review [J]. Dis Esophagus, 2017, 30(2): 1–9.

[19] Quach DT, Pham QTT, Tran TLT, et al. Prevalence, clinical characteristics, and risk factors of Barrett esophagus in Vietnamese patients with upper gastrointestinal symptoms [J]. Medicine (Baltimore), 2020, 99(34): e21791.

[20] Lechien JR, Chiesa-Estomba CM, Calvo Henriquez C, et al. Laryngopharyngeal reflux, gastroesophageal reflux and dental disorders: A systematic review [J]. PLoS One, 2020, 15(8): e0237581.

[21] Solidoro P, Patrucco F, Fagoonee S, et al. Asthma and gastroesophageal reflux disease: a multidisciplinary point of view [J]. Minerva Med, 2017, 108(4):350–356.

[22] Finocchio E, Locatelli F, Sanna F, et al. Gastritis and gastroesophageal reflux disease are strongly associated with non-allergic nasal disorders [J]. BMC Pulm Med, 2021, 21(1): 53.

[23] Baqir M, Vasirreddy A, Vu AN, et al. Idiopathic pulmonary fibrosis and gastroesophageal reflux disease: A population-based, case-control study [J]. Respir Med, 2021, 178:106309.

[24] Chen YH, Wang H. The association between depression and gastroesophageal reflux based on phylogenetic analysis of miRNA biomarkers [J]. Curr MedChem, 2020, 27(38): 6536–6547.

[25] Kim SY, Min C, Park B, et al. Bidirectional association between GERD and rheumatoid arthritis: two longitudinal follow-up studies using a national sample cohort [J]. Clin Rheumatol, 2021, 40(4): 1249–1257.

[26] GBD 2017 Gastro-oesophageal Reflux Disease Collaborators. The global, regional, and national burden of gastro-oesophageal reflux disease in 195 countries and territories, 1990-2017: a systematic analysis for the Global Burden of Disease Study 2017 [J]. Lancet Gastroenterol Hepatol, 2020, 5(6): 561–581.

第 2 章

食管胃结合部的局部解剖与抗反流机制

食管胃结合部是一个特殊的解剖部位，无论是胃食管反流病，还是肿瘤性疾病，都与这个部位特殊的解剖和生理特点有关。理解食管胃结合部和食管的解剖和生理特点，是理解胃食管反流病的不可缺少的基础。

第一节 解剖学概述

不同的学科对食管胃结合部的定义存在差异，在肿瘤外科中，一般不考虑食管胃结合部的抗反流功能，而是从黏膜和肿瘤发生的角度考虑，食管胃结合部指的是食管与胃连接的部位。在胃食管反流病或抗反流外科中，食管胃结合部是一个解剖和功能单位，由多种解剖结构组成，包括腹段食管、贲门、胃底、邻近部位的膈肌、筋膜和韧带[1]。

一、食管的解剖

食管属于肌性管道，其黏膜上皮为鳞状上皮，长为 20~25cm，直径为 15~25mm，起自颈部，在环状软骨下缘与第 6 颈椎水平，沿脊柱前方下行，在第 10 胸椎水平穿膈食管裂孔进入胸腔，在第 11 胸椎水平与贲门相接。在解剖上，食管分为颈段、胸段和腹段。食管肌层的外层为纵肌，内层为横肌；在肌肉的性质上，食管的上 1/3 为骨骼肌，食管的下 2/3 为平滑肌。

（一）食管括约肌

食管括约肌的意义是让食物单向流动并防止反流[2]，食管上括约肌包括下咽括约肌和环咽肌，为增厚的环形肌层，属于骨骼肌。食管下括约肌长1~2cm，属于平滑肌，但没有明显的解剖学形态作为区分的标志[3]，通常这个部位的压力比胃内大。关于食管下括约肌是否存在有不同的观点，Dorothy 等研究表明[4]：食管下段肌层明显增厚，且增厚的肌层以环形肌为主。食管体部的蠕动具有清除食管内物质的作用，可见食管的全段均具有抗反流的作用。

（二）食管的 3 个生理狭窄

食管在走行过程中接近垂直，但并非直线走行，其起点在脊柱的正中位，在颈根部偏向左侧，在第 5 胸椎水平轻微偏向右侧，在第 7 胸椎水平再次偏左侧，然后在向下走行的路径中，由于胸主动脉的原因，再次轻微偏右侧，在第 10 胸椎水平再次偏左侧。食管有 3 个生理狭窄，分别距门齿 15cm、25cm 和 40cm。第 1 个生理狭窄为咽与食管的连接部；第 2 个生理狭窄位为气管分叉部位，由左支气管对食管的压迫而形成；第 3 个生理狭窄为食管穿过膈食管裂孔的部位。

（三）食管的供血

食管不同部位供血来源不同，颈段由甲状腺下动脉供血，胸段由支气管动脉和主动脉血管支供血，腹段由左膈下动脉和胃左动脉上升支供血。胸部动脉一般为 4~5 支，斜行向下至食管，与颈段和腹段的动脉在食管壁形成丰富的吻合支。食管的静脉源于黏膜下静脉丛，然后注入食管旁静脉丛，颈段回流至甲状腺下静脉，胸段主要回流至奇静脉，其次回流至半奇静脉、肋间静脉和支气管静脉，腹段主要回流至胃左静脉（冠状静脉）。与动脉一样，食管的静脉也存在广泛的吻合，食管下端与胃的静脉之间存在交通支，这些交通支在出生后大部分可以关闭。但在肝硬化患者门静脉压力增高时，静脉交通支重新开放，并逐渐扩张，静脉可以经胃与食管下段静脉回流，导致这些部位的静脉曲张。

（四）食管的淋巴引流

食管的黏膜下层存在连续分布的纵向淋巴管，这些淋巴管相互吻合，使食管癌可以在食管黏膜下层纵向转移较远的距离，或形成黏膜下跳跃性转移。这些淋巴管穿过食管肌层，注入食管旁的淋巴结。颈段直接或通过气管旁淋巴结注入颈深淋巴结，胸段经食管旁的淋巴结注入后纵隔淋巴结，腹段食管引流至胃左动脉旁淋巴结。食管的淋巴管也可绕过食管旁的淋巴结，直接注入远处的淋巴结，形成食管癌跳跃性转移的解剖学基础。

（五）食管的神经支配

食管的上部由迷走神经的喉返神经和交感神经的节后神经支配，其中喉返神经属于副交感神经。食管下段由食管丛支配，食管丛含有交感神经和副交感神经的成分。食管的副交感神经使食管蠕动、黏膜分泌增加，交感神经即抑制食管的蠕动和黏膜的分泌。食管的感觉神经与交感神经及副交感神经伴行，末梢分布于黏膜下层，经迷走神经进入延髓，终于孤束核。

食管是食物的通道，食管的黏膜也具有分泌功能，起到润滑的作用。食管的血液供应、神经支配复杂，食管的肌肉为骨骼肌和平滑肌构成，动力学相对复杂，是胃食管反流病临床异质性明显的基础之一。

二、胃的解剖

胃是消化道最膨大的部分，位于食管末端与十二指肠之间，具有容纳和消化食物的作用，也具有一定的吸收作用，其形态变化较大，与容纳内容物的多少、体位、体型、年龄和性别有关。成人的胃一般呈曲颈瓶样。胃朝向腹壁的一面为胃前壁，另外一面为胃后壁。胃的凹缘朝向右上方，称为胃小弯；小弯近幽门处有一角型弯曲，称为角切迹；胃的凸缘朝向左下方，称为胃大弯。胃的入口称为贲门，出口称为幽门，其他部位分为胃底、胃体和胃窦 3 个部分。贲门下缘向大弯侧的水平线以上部位为胃底，为胃向上的膨隆，又称胃穹窿。从胃小弯的角切迹向胃大弯下段较为膨隆的部位做一连线，这条连线与幽门之间的部位为幽门部。位于幽门部和胃底部之间的部位为胃体。幽门可收缩成为管状，有控制胃内容物进入十二指肠的作用。幽门的近侧称为幽门窦，远端称为幽门管，幽门管长 1~2cm。幽门有明显的括约肌，与幽门部共同发挥作用以控制进入十二指肠的食物流量。

（一）胃的供血

胃的供血主要来自腹腔干的分支，分别为胃左动脉、肝总动脉和脾动脉。胃小弯侧由胃左动脉及胃右动脉供应血液，胃左动脉沿胃小弯向贲门走行，并发出分支至胃，肝总动脉的胃右动脉支由幽门侧向贲门方向走行，并发出分支至胃。胃大弯侧为胃网膜左动脉及胃网膜右动脉分支供应血液，胃网膜左动脉来自脾动脉，胃网膜右动脉来自肝总动脉。脾动脉还发出胃短动脉以供应胃底的血液。胃的静脉与动脉伴行并引流相应区域的血液，最后注入门静脉。胃的动脉在黏膜下层和肌层间形成丰富的毛细血管网，因此，保留胃主要供血血管的一支，即可保证胃的血液供应，这是由于胃底折叠术切断胃短动脉而引起血液供应不足的概率极低。胃左动脉还可发出食管支供应食管（图2-1），与左膈下动脉的食管支，以及食管的胸部血液供应组成丰富的血供网络。因此，胃底折叠术导致的血液供应问题非常罕见。

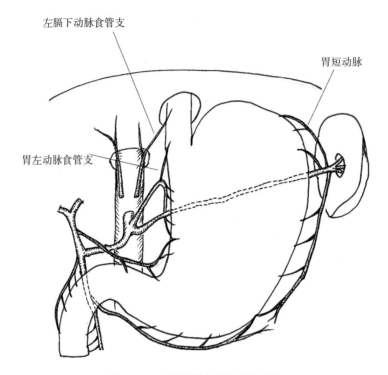

图2-1 食管胃结合部的血液供应

（二）胃淋巴引流

在胃黏膜下层丰富的毛细血管网旁是丰富的淋巴管网，这些淋巴管穿出胃壁，同时汇集肌层的淋巴管，形成浆膜下淋巴管网，最后离开胃壁汇入动脉周围的淋巴结。胃黏膜下淋巴管网与食管黏膜下的淋巴管网存在丰富的吻合，因此胃和食管的癌细胞可以相互沿黏膜下淋巴管网转移，但胃与十二指肠的黏膜下淋巴管网吻合现象较少，因此胃癌转移至十二指肠黏膜下层的淋巴管网可能性小。

（三）胃的神经支配

胃同样接受交感和副交感神经的支配，胃的副交感神经为迷走神经。迷走神经伴食管下行，形成迷走神经前干和迷走神经后干，经食管裂孔进入腹腔。在贲门附近，迷走神经前干分出肝支和胃支，迷走神经后干发出腹腔支和胃支，进入胃壁后与胃壁的神经节形成广泛的联系，支配平滑肌和腺体。迷走神经的功能是促进平滑肌的蠕动及腺体的分泌。交感神经来自脊髓的第 6~8 胸节，经内脏大神经节到达腹腔神经节，然后发出节后纤维形成肝丛、脾丛、胃上丛和胃下丛，支配胃的各部。交感神经的作用是抑制平滑肌的蠕动，抑制腺体的分泌。与内脏痛有关的传入神经纤维与交感神经伴行，与恶心、呕吐等感觉有关的传入神经与交感神经（迷走神经）伴行。胃肠道本身也具有相对独立的神经系统，称为胃肠神经系统，胃的起搏点位于胃底的纵肌内，并传导至整个胃肠道。中枢神经系统与胃肠神经系统形成复杂的互动关系，共同调节胃的生理功能。

胃的功能复杂，具有消化吸收、外分泌等功能，同时胃也受到自身神经系统和中枢神经系统的精密调节，是各种疾病常见的发病部位，食管、胃和十二指肠的功能紊乱是胃食管反流的基础，也是十二指肠胃反流的基础。与消化道其他部位不同，胃的肌层分为 3 层，分别是纵肌、横肌和最内层的斜肌，胃特殊的组织血液特点与其抗反流作用有关。

三、膈　肌

膈肌是分隔腹腔和胸腔的扁肌，呈凸向胸腔的穹窿状，膈肌与呼吸有关，在深吸气时膈顶明显下降，膈肌在外科的意义与各种膈疝有关，膈脚对食管的抗反流作用有正面作用，在胃食管反流病的诊治中也有重要的解剖学意义。

（一）膈肌的附着点

膈肌附着于胸廓下缘，根据附着部位的不同，可分为胸骨部、肋骨部和腰部，各部的肌束向中央集中形成膈中心腱。

1. 胸骨部

胸骨部膈肌以两个肌束止于剑突后方，呈宽带状，附着处多变且常缺如，为胸骨后疝的疝出部位。

2. 肋骨部

肋骨部膈肌附着于两侧第 6 肋软骨的内侧面和毗邻的肋骨，并与腹横肌呈指状交织，说明膈肌和腹横肌在胚胎学上同源，属于同一层次的结构。

3. 腰 部

以两个弓状韧带样的腱膜弓起于腰部，分别为外侧腱膜弓和内测腱膜弓。外侧腱膜弓由覆盖在腰方肌的筋膜增厚形成，其内侧附着于第1腰椎横突，其外侧附着于第12肋近中点的下缘。内侧腱膜弓由覆盖在腰大肌上的筋膜形成，其内侧起于第1或第2腰椎椎体的侧面，也称为膈脚，并与对侧的腱膜（膈脚）相延续，右侧的膈脚较左侧稍长，其外侧起于第1腰椎的横突。

（二）膈肌的3个裂孔

膈肌纤维和肌腱膜纤维的复杂走向形成了3个裂孔，分别通过主动脉、食管和腔静脉。

1. 主动脉裂孔

左右内侧腱膜弓下缘为弓状的腱性结构，也称为正中弓状韧带。主动脉在其间通过，为主动脉裂孔，平第12胸椎下缘或第12胸椎与第1腰椎的椎间盘水平，一般位于正中线偏左侧。胸导管也从膈食管裂孔通过。

2. 食管裂孔

膈肌纤维从附着点开始向中心腱集中，剑突侧的纤维较短，有的部位为膜状结构，膈脚侧的纤维较长，来自右侧膈脚的肌纤维包绕穿过膈肌的食管，右侧膈脚较浅（胸腔侧较浅）的肌纤维向左侧绕行，较深部的肌纤维向右侧绕行食管，来自左侧膈脚也有一束肌纤维向右侧绕行食管，这些肌纤维包绕形成膈食管裂孔，直径为2.5cm（影像学诊断的正常值≤2.1cm），平第10胸椎水平。左右侧膈脚在膈食管裂孔的缠绕方式有较多变异（图2-2），常见的形式为：

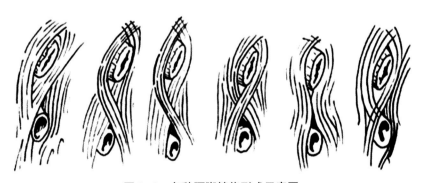

图2-2　各种膈脚缠绕形式示意图

右侧膈脚可以单独成为膈食管裂孔的两侧缠绕肌束，也可以是膈食管裂孔的左侧由右膈脚组成，左侧为右膈脚组成。

3. 腔静脉裂孔

腔静脉裂孔在食管裂孔的右侧，为腔静脉通过膈的部位，边缘被腱膜环绕，平第 8 胸椎与第 9 胸椎的椎间盘水平。这个部位主要为纤维性结构，有膈神经的一些分支通过。

在膈肌的 3 个裂孔中，主动脉裂孔和腔静脉裂孔为纤维腱膜结构，对血流无明显的干扰，食管裂孔为肌性结构，可以发挥抗胃内容物反流的作用，与其功能相适应。

（三）膈肌的供血

膈肌的外缘供血来自下 5 对肋间动脉，膈肌的中央供血来自膈上动脉、膈下动脉、心包膈动脉和肌膈动脉，其中主要血液供应来自膈下动脉。

1. 膈下动脉

左右侧膈下动脉通常来自主动脉或腹腔干，但其起源变异大，可以来源于胃左动脉、肝总动脉等。左右侧膈下动脉紧贴肾上腺内侧缘，上行于膈脚的前外方，左侧膈下动脉于食管后方在膈食管裂孔左侧前行，右膈下动脉在腔静脉的后方向腔静脉的右侧走行。左右侧膈下动脉在中心腱的后方分为内侧支和外侧支。内侧支走向中心腱，左右膈下动脉的内侧支、肌膈动脉和心包膈动脉胸支相互吻合，形成血管网。左右侧膈下动脉的外侧支向胸壁走行，与肋间动脉和肌膈动脉分支吻合，形成血管网。右膈下动脉的分支还供应腔静脉，左膈下动脉的分支发出食管支供应食管（图 2-1），此外，胃左动脉和左膈下动脉之间还常有交通支。

2. 膈上动脉

左右侧膈上动脉常起源于胸主动脉或第 10 肋间动脉，主要供应膈肌上部的中央部位。

左右侧膈下动脉是膈肌的主要血供来源，与其他动脉相互吻合，形成膈肌丰富的微血管网。

（四）膈肌的淋巴引流

膈肌的胸腔肌腹腔面、肝上部、食管胃结合部的周围淋巴汇聚于膈肌上面的前、中、后淋巴群，然后引流到后纵隔淋巴群和头臂淋巴结。

（五）膈肌的神经支配

膈肌的运动由膈神经支配，膈神经来自第3、第4、第5颈神经的前支，以第4颈神经的前支为主。膈神经分为左右2支，分别支配一半的膈肌。膈肌的周边部位感觉神经来自下6肋或下7肋间神经，而中央部的感觉神经来自膈神经。

第二节　抗反流机制

"贲门"一词最早由 Hippocrates 提出，在基础解剖中应用较多，现代外科使用更多的是"食管胃结合部"的概念，但食管胃结合部并没有统一的定义，在不同的学科中存在差异。胃肠外科或肿瘤外科中的食管胃结合部是指食管与胃连接的部位，例如，食管胃结合部癌准确说应该是胃食管连接部癌。但疝和腹壁外科（或抗反流外科）中的食管胃结合部还包括其周围组织，如膈脚等。为了避免混淆，在本书中将胃与食管连接的部位称为胃食管连接部。

一、膈脚的抗反流作用

在胚胎的第7周，内胚层已经形成原始的前肠，其周围为中胚层包绕。内胚层即黏膜层，中胚层为食管、胃的平滑肌层和膈肌。膈肌的食管通过部位为膈食管裂孔，是一个肌性的裂孔，但食管与膈肌的肌纤维并没有直接相连或相互交叉，它们之间以筋膜相连。膈脚向膈食管裂孔的肌肉纤维走向，类似肛门括约肌（图2-3），其收缩也可发挥抗反流的作用[5]，食管从右向左斜行与胃连接，更有利于括约肌作用的发挥。

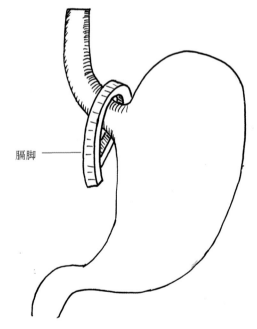

膈脚

图2-3　膈脚作用示意图，食管裂孔的肌肉走向类似于肛门括约肌，可发挥括约肌作用

二、膈食管韧带的抗反流作用

由于膈肌与腹横肌呈指状相互交叉，膈肌与腹横肌在胚胎学上同源，膈肌的下面（腹腔面）为与腹横筋膜性质相同的筋膜，富含弹性纤维，其本质为膈肌的深筋膜，在腹腔的深筋膜侧被腹膜壁层覆盖。同理，在膈肌的胸腔面也有同样的解剖结构，为胸膜下胸内筋膜。筋膜和腹膜（或胸膜）之间的间隙为脂肪组织，性质与腹膜下脂肪相同。膈肌的两层深筋膜在膈食管裂孔的边缘分别向上下延伸至食管：向上在胃食管连接部上方 2~4cm 与食管壁融合，称为膈食管韧带上支；向下达贲门，称为膈食管韧带下支。膈食管韧带的上支和下支一起被称为食管鞘（图 2-4），食管鞘包绕食管下段，相当于食管前庭的位置，食管鞘与食管之间为脂肪填充，对食管的运动起缓冲作用。食管鞘的部分纤维深入至食管壁，到达黏膜下层，形成膈食管韧带（图 2-4），食管鞘和膈食管韧带使食管保持在食管裂孔内的适当位置，膈食管韧带的意义 [6]：①封闭胸腔和腹腔，保证其密闭性；②将食管连接在膈肌上，避免其过度上移，又给予食管一定的活动度。例如，食管鞘松弛，在腹腔的压力下，会引起食管过度滑入胸腔，

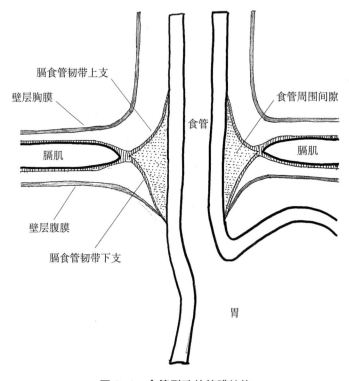

图 2-4　食管裂孔的筋膜结构

形成食管裂孔疝，导致膈脚无法发挥抗反流作用。因此，正常情况下，膈脚和膈食管韧带可以被认为是一个功能体，共同协调发挥关闭食管的抗反流作用。

三、食管下括约肌的抗反流作用

食管的纵肌向胃延伸，并加入胃的纵肌，食管的横肌在食管下段不对称增厚，形成食管下括约肌。在解剖学的研究中对食管下段是否存在括约肌的问题一直存在较多的争议，食管下段是否存在括约肌主要有以下 4 种观点：①不存在解剖上的括约肌；②食管的管状下缘与囊状胃交界处存在环状的括约肌；③食管胃结合部存在贲门缩窄肌的括约肌结构；④胃食管连接部的食管侧存在较长的括约肌，称为食管下括约肌。

四、食管胃结合部阀瓣的抗反流作用

在胃食管反流病外科治疗中，有"食管下段卡环"和"套索纤维"的概念，并在此基础上产生了"贲门阀瓣"概念。卡环相当于食管下段的括约肌，位于胃小弯的环形纤维尤其明显，起到相当明显的"扣"纤维作用，称为扣状纤维或卡环。当食管斜行进入胃内，扣状纤维起到维持胃食管连接部高压的作用，其本质是解剖学上的胃环肌[7]，即胃食管连接部的胃横肌（图 2-5），作用与食管下括约肌相同。套索纤维通过牵拉胃和食管连接部，形成了胃的 His 角，在解剖本质上为胃的最内斜肌。由于胃最内斜肌的牵拉，His 角对应的胃黏膜也被牵拉向胃内凸出，形成瓣膜状的结构，起到遮蔽贲门的作用，称为贲门唇或贲门瓣（图 2-5）。卡环、套索纤维及套索纤维牵拉形成贲门唇，继而形成食管胃结合部阀瓣，可发挥重要的抗反流作用，贲门唇在胃镜下可以明显观察到（图 2-6），并作为评估食管胃结合部阀瓣抗反流能力的重要指标。由于这种结构的关系，当突然剧烈呕吐时，胃内压力骤然增高，推动贲门唇向食管方向突然移动，导致黏膜撕裂，出现贲门黏膜撕裂症。

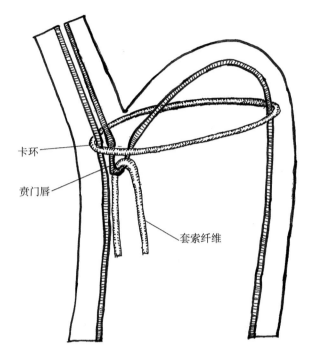

图 2-5　卡环、套索纤维、His 角与贲门唇示意图

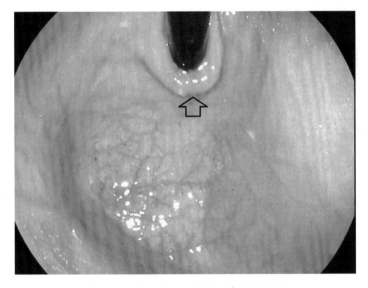

图 2-6　箭头所示为内镜下贲门唇结构

五、腹腔与胸腔压力差的抗反流意义

胸腔内为负压,胸腔不同部位的压力有差异,站立位情况下[8]:胸腔顶部的压力为 –6mmHg,肺底部为 –2mmHg;腹腔内为正压,其压力为5~7mmHg[9],两者的压力差明显,其差值大于胃内的压力。胸腔和腹腔的压力必然传递到食管腔内,这个压力差在食管腹段表现为:食管内为负压,食管外为正压。这个压力差导致对食管的压迫关闭作用,此作用可以被物理学模型所证实(图 2-7),是食管胃结合部另一个重要的抗反流机制。在力学原理上,食管腹段越长,压力的作用面积越大,可以更有效发挥关闭作用的食管长度越长,对食管的关闭作用越大[10-11],这种效应在中重度的胃酸反流情况下更明显。在解剖上,由于未发现明显的食管下段括约肌结构实体,食管腹段的关闭作用是腹腔与胸腔的压力差起主要作用,还是食管下段的环肌主动收缩起主要作用,目前尚未检索到相关的报道,还需要进一步研究。

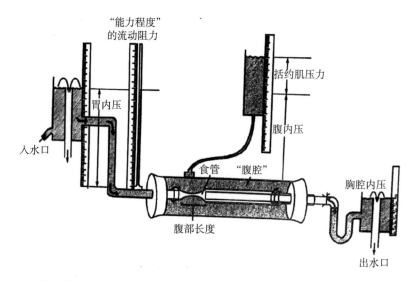

图 2-7　腹腔和胸腔压力差对食管腹段关闭作用的物理学模型。制造腹腔正压和胸腔负压,可见食管腹段被压扁。本模型模拟了胸腔与腹腔负压对食管下段的关闭作用。引自万远廉,刘玉村,吴涛.Maingot 腹部手术学(原书第 11 版)[M]. 北京:科学出版社,2010

六、食管胃结合部的其他解剖学问题

胃镜和影像学检查是食管胃结合部常见的检查手段之一,对解剖问题的深刻理解,可以更准确地进行诊断和评估。

（一）胃食管交界

食管下段的黏膜为鳞状上皮，胃的黏膜为柱状上皮，二者连接的部位被称为鳞 - 柱状上皮交界（squamous columnar junction，SCJ）处，位于管状的食管与囊状的胃交界处，即食管胃结合部上方 2cm，因外观呈锯齿状，又称为 "Z"线。可见，SCJ 与食管胃结合部不在一个平面上，但在临床上难以确定食管胃结合部的位置，这成为内镜下诊断巴雷特食管的难点。由于食管下段的黏膜下血管为梳状，因此内镜诊断往往以梳状血管的下段为食管黏膜的下缘，也有学者以胃黏膜褶皱的边缘作为食管下段的边缘。

（二）A 环、B 环、食管前庭与食管壶腹

食管下括约肌的胃食管连接线部位形成的环形狭窄被称为食管下段括约肌环，也称为食管胃环、B 环或 Schatzki 环（图 2-8）。解剖学研究发现 B 环是食管胃结合部肌层最厚的地方[12]，对应的黏膜也形成一个缩窄环。食管下括约肌的口侧也会形成一个缩窄环，称为 A 环。解剖学上将膈肌胸腔侧浆膜（膈食管膜升层）与胃食管连接部区域称为胃食管前庭，又称为食管胃区或食管前庭，

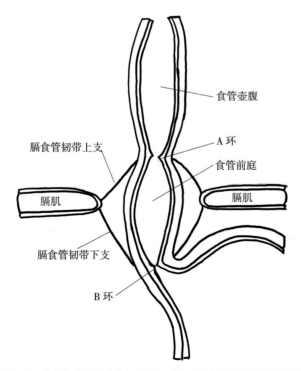

图 2-8　A 环、B 环、食管壶腹、食管前庭的解剖关系示意图

相当于食管 A 环与 B 环之间的位置。食管前庭以上的食管稍扩张，称为食管壶腹（图 2-8）。B 环可以在上消化道造影中观察到，但并非稳定地存在，只见于少数情况。当出现食管裂孔疝时，在上消化道造影中可见 B 环位置上升，内镜检查时也要注意 B 环部位的黏膜与膈肌压迫食管的膈切迹相鉴别，以避免误诊巴雷特食管。当 B 环狭窄时，食物可能嵌顿在这个部位。当 B 环直径 < 13mm 的情况下，较易出现食物嵌顿[13]，这种情况被称为"牛排餐厅综合征"，多见于年龄超过 40 岁的患者，内镜下扩张是治疗的方法之一。

综上所述，引起食管下段关闭作用是综合因素的结果，因目前未发现食管下括约肌的实体存在。食管下括约肌是一个有争议的问题，一般认为食管下段持续收缩状态是一种功能性的括约肌概念，是食管下段抗反流的因素之一。沿着食管向胃的方向，胃食管本身的抗反流作用包括：①食管蠕动对反流物质的清除作用；②食管下括约肌的作用；③食管胃结合部阀瓣的作用（图 2-9）。

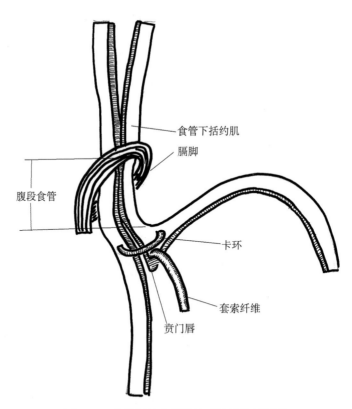

图 2-9　食管胃结合部的抗反流结构示意图

胃食管以外的因素包括：①膈脚；②膈食管韧带；③腹段食管长度。在胃食管外的因素中，膈食管韧带对保持食管胃结合部合适的位置起到重要的作用，使食管腹段的腔内外压力差和膈脚发挥作用。在胃食管本身及其他抗反流因素中，每个因素对抗反流作用的量化贡献难以计算，但目前比较认可的关键因素是腹段食管的压力差与贲门阀瓣的关闭作用，抗反流手术是基于保持腹段食管的长度和重建食管胃结合部阀瓣的作用，而达到抗反流目的。

（李亮　何立锐　洪楚原）

参考文献

[1] 刘彦旸，姚琪远．胃食管结合部的解剖对防治腹腔镜袖状胃切除术后并发症的临床指导 [J]．中华肥胖与代谢电子杂志，2018, 4(4): 226–230.

[2] Chaudhry SR, Bordoni B. Anatomy, Thorax, Esophagus[M]. Treasure Island (FL): StatPearls Publishing, 2021.

[3] 黄爱民，李凡，徐哲龙，等．消化系统——基础与临床（第 2 版）[M]．北京：北京大学医学出版社，2019: 34.

[4] Liebermann-Meffert D, Allgower M, Schmid P, et al. Muscular equivalent of the lower esophageal sphincter[J]. Gastroenterology, 1979, 76(1): 31–38.

[5] Rosen RD, Winters R. Physiology, lower esophageal sphincter [M]. Treasure Island (FL): StatPearls Publishing, 2021.

[6] 克里木·阿不热都依木，张成．抗反流外科 [M]．北京：人民卫生出版社，2018: 3–8.

[7] 丁自海，刘树伟，张琳，等．格氏解剖学——临床实践的解剖学基础（第 41 版）[M]．济南：山东科技出版社，2017: 1114.

[8] 张建中，余华荣，李新鸣，等．呼吸系统——基础与临床 [M]．北京：北京大学医学出版社，2019: 31.

[9] 王鹏，黄寿奖，秦琪，等．一期手术治疗严重腹壁缺损及手术后腹腔压力变化探讨 [J]．临床小儿外科杂志，2018, (2):122–125.

[10] 胡志伟，许辉，湛莹，等．胃食管反流病的酸反流程度与食管动力、食管炎及贲门形态的相互关系 [J]．中华医学杂志，2019, 99(44): 3494–3499.

[11] Chen J, Guo B, Bin C, et al. Assessment of the multiple rapid swallows test for gauging esophageal reflux burden in patients with refractory gastroesophageal reflux disease [J]. Med Sci Monit, 2021, 27:e928554.

[12] Liebermann-Meffert D, Allg ö wer M, Schmid P, et al. Muscular equivalent of the lower esophageal sphincter [J]. Gastroenterology, 1979, 76(1):31–38.

[13] 钱家鸣, 李景南, 杨红, 等. 哈里森胃肠及肝病学 (原书第 2 版)[M]. 北京 : 科学出版社 , 2018: 97–108.

第 3 章

胃食管反流病的病理生理学特点、临床表现及食管裂孔疝

胃食管反流病的病理生理因素复杂，食管裂孔疝是胃食管反流病的病因之一，为病理解剖异常导致胃食管反流病的病理生理改变。两者都表现为胃内容物反流进入食管，甚至反流进入咽部、气管和肺，引起相应的临床表现，因此两者的临床表现具有共同的特点，但两者并不能完全等同。

第一节　胃食管反流病的病理生理学特点

在胃食管反流病中，反流物可以是酸性的胃酸、碱性的胆汁、胃或十二指肠的消化酶，也可以是气体。随着高分辨食管测压和 24h 阻抗监测等检测技术的应用，人们对胃食管反流病的病理生理的认识逐渐深入，其中主要的因素是食管胃结合部抗反流机制的异常和反流物对食管黏膜的损害，并诱发免疫反应和基因表达的变化，使食管黏膜产生不同程度的炎症反应，导致黏膜损害和上皮细胞增殖异常，影响食管的运动、感知并引起相应的症状。

一、消化期的泌酸生理：酸袋与酸衣理论

对胃和食管的 pH 监测发现餐后胃食管反流物的酸性比胃内的酸性高，因此，将胃食管结合的高酸性区域称为酸袋（postprandial proximal gastric acid pocket，PPGAP）。酸袋的形成与胃的动力学有关，由于食物进入胃内，与胃酸混合不均匀，导致食管和近端胃的区域形成高酸区。胃酸由胃底和胃体的壁细胞分泌，胃的起搏点位于胃底与胃大弯交界处，胃的运动由起搏点向远端蠕动，

因此，食物刚进入胃内，与胃酸混合不均匀，而在远端，食物与胃酸混合均匀，形成近端胃高酸的酸袋（图3-1）。酸袋中除含有酸外，还含有各种消化酶、胆汁、胆盐等，对食管黏膜也有损害作用。在进行pH值监测时，还发现在酸袋的远端存在另一个高酸区域，称为酸衣，其形成可能原因是：①酸由胃黏膜细胞分泌，酸性由胃壁向胃腔内逐渐降低，测量电极与胃壁直接接触，导致较高的酸测量值；②胃酸缺乏食物的中和作用，并被电极测量到。研究表明酸袋可能是胃食管反流病的起始因素[1]，当食管胃结合部功能性或解剖性的抗反流机制出现异常时，即出现或加重胃食管反流病，因此在胃食管反流病中起到重要的作用。

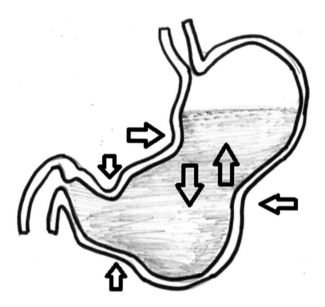

图3-1 胃消化时的消化运动，胃腔外的箭头表示胃的收缩和胃腔内食糜的运动方向。胃的近端食糜的水平面酸度高，pH值低

二、抗反流的功能性因素异常

随着高分辨率食管测压和食管内阻抗监测的发展，研究发现食管下括约肌功能变化是发病的常见因素之一，胃内胃酸的分布与消化生理对胃食管反流病的发生也起到不同程度的作用。

（一）食管下括约肌松弛

目前关于是否存在食管下括约肌的实体解剖仍有较多的争议，公认的是食管下括约肌处于持续收缩状态，可起到生理性括约肌的作用，足以阻止胃内容物进入食管。

1. 食管下括约肌压力

食管下括约肌压力（lower esophageal sphincter pressure，LESP）正常值为 15~30mmHg[2]（或 10~30mmHg）[3]，低于 15mmHg（或 10mmHg）为 LESP 降低。LESP 受到神经的调控，并受到多种因素的影响，包括呼吸、体位、药物如激素、生理周期及胃的运动。呼吸时膈肌的收缩和舒张，可影响膈脚的紧张和舒张，进而对 LESP 产生影响。吸气时 LESP 升高，呼气时 LESP 降低，变化范围达 30mmHg，深吸气时 LESP 可增加至 100mmHg。卧位可以增加 LESP，胃的运动也可导致 LESP 升高，可能与增加抗反流的需要有关。

2. 食管下括约肌的神经支配

迷走神经是调控 LESP 的神经，任何影响神经和平滑肌的因素也都可能对 LESP 产生影响，食管壁内的胆碱能神经是维持 LESP 基础张力的神经，食管平滑肌的 M 受体受到刺激可使平滑肌收缩，增加 LESP。

3. 影响食管下括约肌压力的药物和激素

多种药物和激素可以影响食管下括约肌的压力，这也是目前药物治疗的热点和靶点之一。增加 LESP 的药物或激素包括胆囊收缩素、促胃液素、胃动素、铃蟾素、生长抑素、前列腺素、促胰液素、溶血磷脂酸和 β - 肾上腺素能受体激动剂等[4]。降低 LESP 的药物或激素包括硝酸盐、钙阻滞剂、抗胆碱能药、α - 肾上腺素能受体激动剂、茶碱和吗啡等[5]。此外，高脂饮食、巧克力、咖啡等因素也可降低 LESP。

胃食管反流病的患者 LESP 明显低于正常人，是胃食管反流病重要的发病因素之一，但胃食管反流病是多因素作用的结果，LESP 降低并非一定提示胃食管反流病的出现。

（二）一过性食管下括约肌松弛

一过性食管下括约肌松弛（transient lower esophageal sphincter relax，TLESR）可通过高分辨率食管测压发现，是一种与吞咽无关的 LESP 突然和短暂降低，TLESR 通常发生在 5s 以内。TLESR 的时间明显长于吞咽引起的食管下括约肌松弛，是胃食管反流的原因之一。当合并食管裂孔疝时，TLESR 是加重胃食管反流的一个因素。有些轻中度的胃食管反流病 TLESR 的频率并未增加，TLESR 可发生于生理性打嗝的患者。

（三）食管运动对反流物的清除作用

正常情况下，食管可自发性蠕动，源于咽部并向下传递到胃，对残留在食管的物质或胃反流的物质有清除作用。当食管运动减弱时，对反流物的清除作用减弱，并引起相应的症状。

（四）唾液的中和作用

唾液可以中和食管中的酸，当食管蠕动减弱，唾液分泌增加，便可中和胃酸。在这种情况下，患者感觉口腔中唾液增多，这种现象被称为"酸舌嘈"。

（五）胃功能异常

胃酸分泌过多，胃的运动异常，特别是排空障碍，都可以引起或加重胃食管反流病。胃的过度扩张也可能影响食管胃结合部的抗反流机制，导致食管胃结合部阀瓣功能异常而引起反流。

三、食管胃结合部的解剖学因素改变

食管胃结合部抗反流机制包括多方面的因素，例如，食管下括约肌、腹段食管的长度（腹腔与胸腔的压力差），食管胃结合部阀瓣、膈脚等，其中任何一个因素异常，都可能破坏食管胃结合部的抗反流机制，引起胃内容物反流进入食管，甚至反流至咽部或进入气管，引起相应的并发症。先天性食管裂孔疝为发育异常所致，后天性的食管裂孔疝由腹内压增高、肌肉减少症等原因引起，一般始于膈食管韧带的松弛，可导致食管胃结合部滑入胸部，影响食管胃结合部的抗反流机制，逐渐出现食管裂孔扩张，胃和其他脏器疝入胸部等。

（一）食管裂孔疝

食管裂孔疝是胃食管反流病的主要病因之一，根据解剖改变和疝入胸腔脏器的不同，食管裂孔疝分为 4 种不类型。

·Ⅰ型为滑疝，占食管裂孔疝的 95%，其原因为食管裂孔增大、膈食管韧带拉长，食管胃结合部进入胸腔，表现为食管胃结合部功能不全、His 角消失、食管胃结合部阀瓣变形。

・Ⅱ型食管胃结合部位置未发生改变，膈食管韧带存在，食管裂孔扩大，胃底疝入胸腔内。

・Ⅲ型食管胃结合部及 30% 的胃经食管裂孔疝入胸腔。

・Ⅳ型为其他脏器与胃一同疝入胸腔，如小肠、大网膜、结肠等。

（二）食管裂孔疝与胃食管反流病

胃食管反流病是否出现临床症状是多因素综合作用的结果，食管裂孔疝并非胃食管反流病的充分和必要原因，部分食管裂孔疝无胃食管反流病的任何临床表现。不同类型的食管裂孔疝引起胃食管反流的情况也有差异，Ⅰ型食管裂孔疝患者，食管胃结合部进入胸腔，对其抗反流机制影响最大，多数患者可出现胃食管反流病的临床表现。食管裂孔疝除了影响食管胃结合部的抗反流机制外，上移进入胸腔的胃囊对反流的物质还有容纳作用，在食管松弛时，例如吞咽时反流入食管，可引起再次反流从而加重症状。

四、组织因素：黏膜的抗腐蚀能力不足

食管的黏液层可以阻隔消化酶等大分子物质，食管还可以分泌碱性的物质，但对酸的阻隔作用有限[6]。当 pH 值 < 3 时，食管黏膜的上皮蛋白变性，可出现黏膜损伤。胃蛋白酶对食管黏膜也有损害作用，胆盐、胰酶等可增加食管黏膜的通透性，加重食管黏膜的损害。虽然存在胃食管反流，但食管黏膜抗腐蚀的个体差异大，有的患者可以不出现黏膜损害和炎症的表现，甚至反流严重的患者也没有黏膜损害，但可出现相应的反酸、烧心等症状。当黏膜抗腐蚀能量不足或降低时，即可出现黏膜损害的表现。

五、内脏感觉因素：黏膜受体过于敏感

食管的感觉神经末梢位于黏膜下层，可以感受食管化学成分的变化。当感觉神经末梢过于敏感时，正常人感受不到的微量反流可以被感觉敏感的患者感受到，从而出现胃食管反流病的症状。研究发现食管对酸的敏感性随体重指数的增加而降低[7]，这可能是临床上酸敏感者中体型偏瘦的人比例较高的原因。

六、心理因素

心理因素可引起躯体化的症状，表现为胃食管反流病的症状，而无实际的胃食管反流病。心理因素可以通过外周机制和中枢机制[8]，产生病理性的神经

电学模式，或通过脑肠轴影响食管黏膜感觉神经末梢的敏感性，在内脏高敏感的基础上，加重胃食管反流病的相关症状。

七、咽部、口腔、气管的病变

反流物可以经食管进入咽部、口腔和气管，刺激咽喉部，使咽喉部产生炎症，导致慢性咽喉炎，酸性的物质也可腐蚀牙齿，导致牙质溶解脱落，产生龋齿。胃食管反流病引起龋齿的特点为牙齿的内侧面被腐蚀而出现龋齿，牙齿的外侧面不明显。反流物也可进入气管和支气管，导致气管痉挛，出现呼吸困难和哮喘。

以上引起胃食管反流病的因素中，单一因素可能引起胃食管反流病，但多数胃食管反流病是多因素综合作用的结果。此外，平卧位比站立位更容易出现反流，因此，重力也可以被认为是一种抗反流机制。

第二节　胃食管反流病的临床表现

胃食管反流病临床表现多样，食管裂孔疝也常表现为胃食管反流的症状，巨大的食管裂孔疝还可能压迫肺部，出现呼吸系统的问题。

一、症状与体征

（一）烧心、上腹部灼热感、反流

烧心是胃食管反流病最典型的症状之一，是一种源于上腹部，沿胸骨后自下而上，可达颈部的烧灼感，常间歇性发作，多见于餐后和平卧位，低枕平卧更易出现反流[9]。烧心的常见原因为酸反流。反流性食管炎患者由于黏膜下的感觉神经末梢直接暴露于酸下，可引起烧心症状，而非糜烂性食管炎患者的烧心症状可能是由于微小的黏膜损害导致神经末梢暴露，或细胞间的连接增宽，或食管感觉神经末梢的高敏性所致。烧心并非必然出现的症状，与疾病的严重程度也无定量的平行关系，部分反流性食管炎和巴雷特食管患者无烧心的症状。患者还可能同时出现上腹部灼热感，或单纯以上腹部灼热感为症状。烧心或上腹部烧灼感多数对质子泵抑制剂有效。反流是胃内容物向咽部、口腔流动的感觉，可以是酸反流、碱反流或食物反流。酸反流可造成烧心感，碱反流也可以出现烧心，此外碱反流的患者有时可有口苦感，与胆汁反流到口腔引起味觉感受有关，反流物也可以是气体。食物反流应与反刍鉴别，反刍是将刚摄入的食物毫不费

力地反出，然后再咀嚼吞下，并且无恶心、呕吐等不适，对未消化的食物能产生愉悦感。有时反刍的临床表现不典型，不易与反流鉴别，需要借助高分辨食管测压鉴别。

（二）嗳气、口臭

嗳气是胃内气体反流进入食管的一种现象，嗳气可以是生理性的，多见于一过性食管下括约肌松弛，也可以是病理性的，常见于胃食管反流病[10]。嗳气常将胃内的气味带出，使口腔带有异味，也是导致口臭的原因之一。无嗳气的口臭也可能是胃食管反流病的临床表现，其原因是食管胃结合部抗反流机制失效，导致胃内气味的溢出。口臭通常被归结于口腔问题或幽门螺杆菌感染，人们很少将口臭与胃食管反流病联系起来。口臭与幽门螺杆菌感染有关已经成为一种习惯的观念，但部分患者在根除幽门螺杆菌后口臭依然没有改善，应考虑胃食管反流病的可能。幽门螺杆菌产生的气味带有氨味，多数胃食管反流病患者的口臭气味类似于腐臭味，这种气味是胃肠道食物消化后的气味外溢的结果，但幽门螺杆菌感染和胃食管反流病可以同时存在。因此，嗳气和口臭提示食管胃结合部阀瓣功能受损。

门诊经常出现胃食管反流病患者以"打嗝"为主诉就诊，实际这类患者并非真正的打嗝。打嗝与嗳气具有不同的生理机制。打嗝由膈肌痉挛性收缩所造成，胃食管反流病患者主诉的"打嗝"实际上是胃内气体快速反流。有的嗳气患者还常伴有上腹部胀感，当患者接受胃底折叠术后，气体反流不畅，嗳气症状消失，气体经肛门排出，但往往表现为肛门排气增多。

（三）上腹部疼痛、胸骨后疼痛

患者可通过食管感受器感受到反流物的刺激。出现胸骨后疼痛，可放射至背部、颈部和手臂。当患者的感受没达到疼痛的程度，往往表现为一种无法描述的不适感，有的患者有胸骨后发胀感或异物感。食管源性的胸痛与心源性胸痛相似，鉴别诊断困难，部分胃食管反流病常被误诊为心脏病。

（四）吞咽困难、吞咽痛

长期的反流性食管炎可导致远端食管狭窄，从而出现吞咽困难。吞咽困难一般常在进食固体食物时出现，进食流食或半流食少见。如患者在吃饭过程中不停地饮水，以利于食管的排空，提示食管远端梗阻的可能。吞咽痛通常为食管后尖锐或撕裂样疼痛，见于部分严重反流或糜烂性食管炎的患者，也可能是其他感染或损伤引起的黏膜损害。

（五）腹腔脏器疝入胸部

当腹腔脏器疝入胸部时，根据疝入脏器的体积，除胃食管反流的症状外，还可出现不同程度的其他症状，主要体现在对呼吸的影响上，可以从无任何症状到呼吸费力。

（六）食管外症状

反流物长期刺激咽部，会导致咽部慢性炎症，患者可出现反复慢性咳嗽，一般为干咳，有的患者可能合并多痰。反流物还可导致口腔黏膜损害，引起反复口腔溃疡或扁桃体炎，长期和严重的反流，尤其是夜间反流患者可出现牙齿的内侧面被侵蚀，出现龋齿。当反流物进入气管和支气管，可以引起气管和支气管痉挛，出现呼吸困难和哮喘；胃食管反流也可反复引起呼吸系统炎症，导致慢性咳嗽，因而更具隐蔽性。反流物还可刺激鼻腔，引起慢性鼻炎，刺激声带，导致声带的炎症和声音嘶哑。由于平卧容易引起反流，特别是在熟睡时，人体肌肉放松，反流更加容易发生，返流物也容易进入气管内。当反流物进入气管时，引起患者呛咳或气管痉挛可导致哮喘，使患者从熟睡中突然醒来。

（七）体　征

胃食管反流病无明显的体征，但患者有时可有保护性的动作，表现为在与人交谈的过程中身体前倾、用力吸气，这样有利于食管裂孔前后径变短，发挥抗反流作用。体格检查的某些体征对鉴别诊断有参考意义，例如：胸骨后疼痛伴有胸骨压痛，提示胸部外伤可能；胃食管反流症状伴有左锁骨上淋巴结肿大，提示食管胃结合部癌或胃癌。

胃食管反流病的症状多变，从典型的烧心、反酸到不典型症状和食管外症状都可能发生。有的患者为单纯的食管外表现，部分患者可能出现腹胀或肠易激综合征相关的排便功能改变等功能性肠病，部分患者还可能合并精神或心理问题，并且无典型的体征，容易造成临床诊断困难。在临床上，应仔细询问病史，并从食管胃结合部的抗反流机制分析这些症状之间的联系，以便得出较为恰当的临床诊断。

二、胃食管反流病相关诊断量表

胃食管反流病发病率高，症状多变，并且存在食管外的各种症状，可造成诊断困难，因此各种量表被设计出来，作为疾病诊断和筛查的工具，以提高诊断效率。

（一）胃食管反流病自测量表

胃食管反流病自测量表（gastroesophageal reflux disease questionnaire，GerdQ）有辅助诊断的作用，通过对患者过去 1 周内烧心、反流、上腹部疼痛、恶心、反流相关睡眠障碍、非处方药物的使用情况 6 个方面进行评分，具体内容见表3-1。

表 3-1　胃食管反流病自测量表（GerdQ 量表）

症状	症状频率分值			
	0d	1d	2~3d	4~7d
1. 您胸骨后烧灼感（即烧心）的频率				
2. 您感到有胃内容物（液体或食物）向上反流至咽喉或口腔（即）反流的频率				
3. 您感到中上腹部疼痛的频率				
4. 您感到恶心的频率				
5. 您因为烧心和（或）反流而影响睡眠的频率				
6. 除医生建议服用的药物外，您为缓解烧心和（或）反酸而额外服用药物（如碳酸钙、氢氧化铝等抗酸剂）的频率				

GerdQ 量表可作为胃食管反流病的初步筛查，尤其适用于基层医疗机构，也可作为疗效监测的工具之一。GerdQ ≥ 8 分[11]，对胃食管反流病诊断的敏感度为 64.4%，特异度为 71.4%，评分越高，诊断的精确性越高。

（二）Hull 气道反流量表

胃食管反流病最突出的食管外症状为呼吸道的症状，主要表现为胃食管反流性咳嗽，但是呼吸系统自身的病变也可以引起咳嗽等呼吸道病变的症状，导致诊断困难。Hull 气道反流量表（Hull airway reflux questionnaire，HARQ）正是为鉴别是否具有胃食管反流病相关的呼吸道症状而开发。HARQ 量表统计患者过去1个月内的相关症状，包括14个问题，每个问题被划分为0~5分的6个分值（表3-2），当HARQ ≥ 24分时应考虑胃食管反流性咳嗽的诊断[12]。

表3-2 Hull气道反流量表（HARQ）

在过去1个月里，以下问题对您有什么影响?	分值					
	0	1	2	3	4	5
1.声音嘶哑或有嗓音的问题						
2.清嗓子						
3.有东西从您鼻子或喉咙后面滴下来的感觉						
4.咳嗽时干呕或呕吐						
5.躺下或弯腰初期出现咳嗽						
6.咳嗽时胸闷或喘息						
7.烧心、消化不良、反酸（或您有没有为此吃药？如果有，计5分）						
8.喉咙痒或喉咙异物感						
9.进食时咳嗽（餐中或餐后）						
10.咳嗽与某些食物有关						
11.早上起床时咳嗽						
12.因唱歌或说话引起咳嗽（如在打电话时）						
13.醒着时比睡着时更易咳嗽						
14.您口中有奇怪的味道						

0= 无，5= 严重或经常出现

GerdQ量表是诊断胃食管反流病的量表，在非选择性人群中，GerdQ对典型和非典型病例均有较高的诊断价值，但对主要症状为咳嗽、吞咽困难的胃食管反流病诊断敏感性较低[13]，而HARQ正是为咳嗽等呼吸道问题设计，主要针对胃食管反流性咳嗽的症状，因此两者结合可以更有效地诊断胃食管反流性咳嗽[13]。

这些量表都是以症状为基础进行设计，常用于流行病学调查，也可以用于疾病的诊断和治疗过程中的随访。GerdQ在胃食管反流病的研究中应用广泛，尤其是在初级保健和流行病学调查中应用广泛，还可用于疾病复发的预测[14]。

（李亮　林煜光　何立锐）

参考文献

[1] Wu J, Liu D, Feng C, et al. The Characteristics of postprandial proximal gastric acid pocket in gastroesophageal reflux disease [J]. Med Sci Monit, 2018, 24:170–176.

[2] Rosen RD, Winters R. Physiology, lower esophageal sphincter [M]. Treasure Island (FL): StatPearls Publishing, 2021.

[3] 李玉芳，乔大伟，肖云，等 . 胃食管反流病患者食管动力学特点及其诊治 [J]. 实用医学杂志 , 2018, 34(3): 490–492.

[4] 张珂，薛金伟，黄峻岭，等 . 人食管下括约肌收缩和舒张调节机制的研究进展 [J]. 中华胸部外科电子杂志 , 2018, 5(4):239–242.

[5] Azer SA, Reddivari AKR. Reflux esophagitis [M]. Treasure Island (FL): StatPearls Publishing, 2021

[6] Brown J, Shermetaro C. Laryngopharyngeal reflux [M]. Treasure Island (FL): StatPearls Publishing, 2021.

[7] Wong MW, Hung JS, Lei WY, et al. Esophageal acid sensitivity in patients with gastroesophageal reflux disease: does esophageal hypomotility matter? [J]. Neurogastroenterol Motil, 2019, 31(11):e13700.

[8] 金立鹏，魏良洲 . 从心身角度认识胃食管反流病 [J]. 中华诊断学电子杂志 , 2016, 4(3):173–176.

[9] Roman S, Guadagnoli LA, Hastier A, et al. Validation of the french version of the esophageal hypersensitivity and anxiety scale [J]. Clin Res Hepatol Gastroenterol, 2021, 12:101672.

[10] 方秀才，侯晓华 . 罗马 Ⅳ：功能性胃肠病 [M]. 北京：科学出版社 , 2016: 119–120.

[11] Jones R, Junghard O, Dent J, et al. Development of the GerdQ, a tool for the diagnosis and management of gastro-oesophageal reflux disease in primary care [J]. Aliment Pharmacol Ther, 2009, 30:1030–1038.

[12] Norder Grusell E, Mj ö rnheim AC, Finizia C, et al. The diagnostic value of GerdQ in subjects with atypical symptoms of gastro-esophageal reflux disease [J]. Scand J Gastroenterol, 2018, 53(10/11):1165–1170.

[13] Siwan Wen, Shengyuan Wang, Shanshan Niu, et al. Sensitivity and specificity of combination of Hull airway reflux questionnaire and gastroesophageal reflux disease questionnaire in identifying patients with gastroesophageal reflux-induced chronic cough [J]. Ann Transl Med, 2020, 8(23): 1564.

[14] Lei WY, Chang WC, Wen SH, et al. Predicting factors of recurrence in patients with gastroesophageal reflux disease: a prospective follow-up analysis [J]. Therap Adv Gastroenterol, 2019, 12:782–793.

第 *4* 章

巴雷特食管

　　巴雷特食管（Barrett esophagus）1950 年由 Barrett 发现并命名 [1]，巴雷特食管是食管胃结合部的主要疾病，是胃食管反流病的一种，可能发展为食管胃结合部癌，因此巴雷特食管、胃食管反流病、食管胃结合部部癌是密切相关的疾病。

一、巴雷特食管定义与病理学特点

　　巴雷特食管是指食管下段的鳞状上皮被单层柱状上皮取代的一种病理现象，可伴有或不伴有肠化生，其中肠化生为食管胃结合部腺癌的癌前病变。随着内镜的普及，巴雷特食管的发现率越来越高，其具体的发病率在不同的研究中差异较大。

（一）正常食管胃结合部的组织学

　　正常的食管黏膜为鳞状上皮，胃黏膜为柱状上皮，鳞状上皮和柱状上皮两者的交界处为鳞 - 柱状上皮交界（SCJ），但磷 - 柱状上皮交界线恰好位于食管胃结合部还是在交界处稍近侧，仍然难以确定（图 4-1），因此，准确的胃与食管分界线的位置目前存在不同的观点。在内镜诊断中，一般以食管胃结合部为边界，即将胃黏膜皱襞的边缘作为食管与胃的分界线，并作为巴雷特食管的诊断参考之一。食管下端的黏膜下血管为栅栏状（或梳状），而胃黏膜下血管为树枝状或网状结构，日本学者提出以食管黏膜下的栅栏状血管的末端为边缘更加准确。根据栅栏状血管进行诊断是建立在食管的微解剖的基础上，因此，笔者认为将胃与食管的分界线准确定位于食管末端更加可靠。

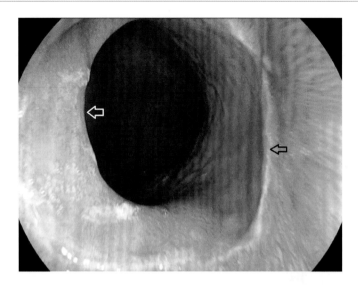

图 4-1　黑色箭头所示为鳞 – 柱状上皮交界（SCJ）处，可见其上是食管黏膜下呈栅栏状的黏膜下血管，栅栏状血管的末端为食管的末端；白色箭头所示为囊状胃与管状食管的交界处，即食管胃结合部

（二）巴雷特食管的发生机制

巴雷特食管既可以看作胃食管反流病的一种类型，也可以看作食管胃结合部癌的前期病变。巴雷特食管的病理过程为：鳞状上皮转化为柱状上皮→肠化生→低度异型增生→高度异型增生→腺癌。

1. 鳞状上皮转化为柱状上皮

巴雷特食管多伴有胃食管反流病或食管裂孔疝，此外幽门螺杆菌感染等因素也可以引起巴雷特食管。目前认为胃内容物反流，包括胃酸、胆汁反流和各种消化酶，对食管黏膜有损伤作用，可引起炎症反应，导致黏膜溃疡，刺激食管黏膜下的干细胞分化以修复损伤的黏膜，反流引起的炎症环境诱导其向柱状上皮转变，导致鳞状上皮转化为柱状上皮。

2. 异型增生和癌变

不同的调查报道巴雷特食管的癌变率差异较大。日本的研究表明长期癌变率为 0.47%[2]。一般认为巴雷特食管癌变的路径为：长期、反复的慢性炎症可以导致黏膜的 DNA 损伤，DNA 修复不全或错误修复，可引起基因的不稳定性，导致异型增生，最后出现癌变。但是也有研究认为巴雷特食管的癌变与其形成的早期事件有关[3]，因此，巴雷特食管病理过程的具体的分子机制不清。巴雷特食管的微环境也可能是癌变的因素之一,在巴雷特食管内,淋巴细胞浸润较差,免疫抑制信号通路增强 [4]。

（三）巴雷特食管的大体外观

巴雷特食管大体的外观为：牛肉色、橘红色或粉红色的天鹅绒样外观（图4-2），与食管黏膜粉褐色光滑的鳞状上皮明显不同，可透见栅栏状黏膜下血管。巴雷特食管一般为环状，也可呈岛状或指状、舌状突向食管侧（图4-3、图4-4），岛状病变可能是环状病变的早期，可逐渐发展为环状病变。

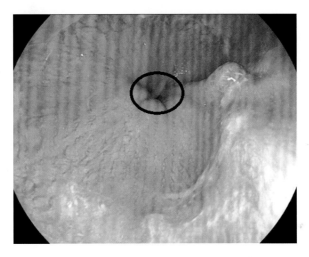

图4-2 图中黑色圆圈标记为食管胃结合部，可见巴雷特食管明显的栅栏状血管

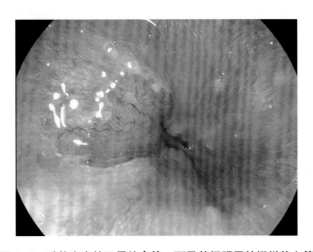

图4-3 舌状突出的巴雷特食管，可见其间明显的栅栏状血管

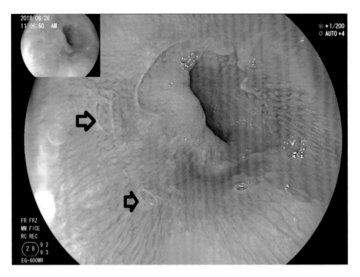

图 4-4　黑色箭头所示为点状巴雷特食管

（四）巴雷特食管的分型

巴雷特食管有 3 种分型方法，具体标准如下。

1. 根据巴雷特食管的长度分型

根据巴雷特食管的长度可分为长节段和短节段，长度 ≥ 3cm 为长节段型，长度 < 3cm 为短节段型，以短节段型最常见。

2. 根据巴雷特食管的形态分型

根据巴雷特食管的形态可分为全周型、岛型和舌型。位于食管下段全周者为全周型，全周型的食管侧可呈锯齿状。呈孤立的岛状分布，并且与食管黏膜有明显的边界者为岛型，可单发或多发，直径大小不等。呈舌型伸向食管者为舌型。

3. Prague 分类法

Prague 分类法是目前国际上达成共识的一种分类方法。在 1 例环状巴雷特食管病例中，测量上方与食管胃结合部的距离，以厘米为单位记作 C 值；舌状巴雷特食管，测量舌状黏膜最远端与食管胃结合部的距离，以厘米为单位记作 M 值。例如：内镜下全周环状化生黏膜最大延伸 2cm，舌状化生黏膜最大延伸 3cm，记录为巴雷特食管 C2M3 型。

以上分型各有优缺点，以 Prague 分类方法的分型更为精确，尤其是对于长度＞ 1cm 的化生黏膜有较高的敏感性[5]，作者建议以 Prague 分类作为日常临床工作的分类。

二、巴雷特食管的诊断

巴雷特食管的临床表现可从无症状到胃食管反流病典型表现，确诊的主要依据是内镜检查和活检。各地区对巴雷特食管的具体诊断标准有差异，但基本的诊断思维相同，主要是基于巴雷特食管的长度和是否存在柱状上皮细胞或肠化生的标准考虑，但关注更多的是是否存在肠化生。2017 年国内的诊治共识为[6]：SCJ 较胃食管连接部上移≥ 1cm，且病检证实鳞状上皮被化生的柱状上皮取代，伴有肠化者癌变风险高。其他诊断标准见表 4-1。

表 4-1　各指南中巴雷特食管诊断标准[7]

指南	长度标准（cm）	组织学标准
美国胃肠病学会	任意长度	肠化生
美国胃肠内镜学会	未定义	肠化生
英国胃肠病学会	≥ 1	柱状上皮
澳大利亚指南	任意长度	肠化生
美国胃肠病学员	≥ 1	肠化生
欧洲胃肠道内镜学会	≥ 2	肠化生

（一）内镜诊断

临床上巴雷特食管主要依靠内镜检查及活检，内镜检查的主要问题是难以确定食管胃结合部的位置，因此以黏膜下栅栏状血管的末端为标志更为可靠。但以栅栏状血管为食管末端的标志也存在缺点，如果有炎症，有时栅栏状血管可能无法观察到。单纯的白光内镜难以诊断巴雷特食管是否存在肠化的表现，借助色素内镜、放大内镜、窄带光谱成像、共聚焦激光内镜成像等高级成像方法有利于在内镜下观察有无肠化生及早期癌变等改变，可作为辅助诊断。以下为内镜检查的关键步骤。

- ·明确食管胃结合部的胃黏膜顶端，或食管栅栏状血管的远端。
- ·如果存在食管裂孔疝，不要误将膈肌压迹当作食管胃结合部。
- ·根据 Prague 分类方法记录测量结果。
- ·注意巴雷特食管相关瘤变，可适应高级的内镜成像方法协助诊断。

·取组织进行病理检查。

（二）内镜下活检方法

巴雷特食管的最终确诊和确定有无肠化生需要依靠病理活检，目前活检的方法有2种。巴雷特食管与反流性食管炎有时合并存在，难以鉴别。反流性食管炎为食管黏膜损害，为黏膜溃疡性的病变，一般有炎症的表现（图4-5），而巴雷特食管为肠化生性病变，外观上一般无炎症的表现，但巴雷特食管出现异型增生时，也可能出现类似炎症的粗糙表面，因此最终确诊需要依靠病理活检。

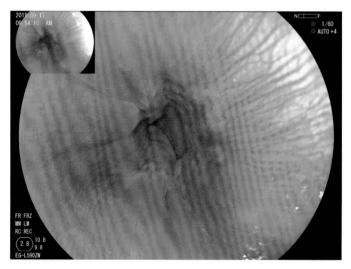

图4-5 该病例可见栅栏状血管末端的食管黏膜病损，但炎症反应明显，考虑为反流性食管炎

1. 根据可能出现肠化生或异型增生的部位取活检标本

活检的部位为：①巴雷特食管的远端和右侧（小弯侧）较易出现异型增生和癌变处[8]，因此胃褶皱上部边缘，尤其是小弯侧，有利于确定有无轻微炎症或肠化生；②食管胃结合部上方1~2cm处；③舌状突出或不规则区域；④正常的食管鳞状上皮。

2. Seattle 四象限活检法

活检部位为[9]：从食管胃结合部开始，每隔2cm进行食管4个象限的活检，即每个间隔取8块组织，可以提高肠化的检出率。

两种方法的目的都是尽量提高肠化生的检出率，在临床上以后者较为常用。

特殊情况下，巴雷特食管的柱状上皮细胞可出现在鳞状上皮细胞下，称为埋藏巴雷特黏膜[10]，其特点为在鳞状上皮黏膜出现隆起或结节状改变，确诊依赖于活检。

（三）病理诊断

巴雷特食管的病例特点为[11]：①鳞状上皮岛；②固有食管腺被柱状上皮覆盖；③黏膜肌层双层结构，表层的黏膜肌层为随柱状上皮化生而新生的肌层，深层的肌层为食管原本的黏膜肌层。在活检的病理诊断上，当黏膜下的食管内衬鳞状上皮的导管上方有贲门腺或贲门－泌酸黏膜、胃底腺型、肠化生型柱状上皮覆盖时，即可认为是巴雷特食管。巴雷特食管也可伴有不同程度的异型增生。

1. **胃底腺型柱状上皮**

与胃底上皮相似，可见主细胞及壁细胞，但上皮萎缩较为明显，腺体短小。

2. **贲门腺型柱状上皮**

与贲门上皮类似，有胃小凹及黏液腺，但无主细胞和壁细胞。

3. **肠化生型**

表面有绒毛和隐窝组织，其中含有杯状细胞。

4. **低度异型增生**

腺体生长方式仍然正常，细胞结构正常，但细胞仍局限在基底膜内。细胞核增大浓染，但不超过细胞大小的 50%，可见有丝分裂。杯状细胞和柱状细胞黏蛋白减少，或杯状细胞萎缩。

5. **高度异型增生**

细胞生长方式明显异常，排列紊乱，一些腺体出现分支或出芽，细胞核浓染并且大小超过细胞的 50%，有丝分裂常见。杯状细胞减少或缺失，黏液缺失或严重减少。杯状细胞的逐渐减少，可能预示巴雷特食管逐渐进展，出现癌变的风险升高[12]。

细胞异型增生是巴雷特食管癌变的重要步骤，应进行病理学检查，重点关注。

三、巴雷特食管的治疗

巴雷特食管的主要治疗手段为药物治疗和内镜治疗，当发生癌变时，即按食管胃结合部癌进行治疗。

（一）药物治疗

目前主要的药物治疗手段是针对胃食管反流病，常用的是抑制胃酸的药物和黏膜阻隔剂。巴雷特食管本身无症状，但常合并胃食管反流病，抑制胃酸的分泌可以有效控制症状，质子泵抑制剂为目前一线治疗药物。大多数病例的症状可以得到有效的控制，并有利于食管黏膜的修复。由于巴雷特食管往往与胃食管反流病、食管裂孔疝有关，因此往往需要长期用药，但要注意长期用药的并发症问题[13]。其他抑制胃酸的药物，如 H_2 受体阻滞剂等，也可有效控制胃酸的分泌。黏膜阻隔剂可以将食管下段黏膜与胃内反流物隔离，也可起到减轻症状和促进黏膜修复的作用。

（二）内镜治疗

在内镜下可以实施多种治疗，归纳起来主要是切除和消融 2 类，主要适应证是异型增生和早期癌变。目前主要开展的治疗项目包括射频消融、氩等离子体凝固术、冷冻治疗、光动力治疗、内镜下巴雷特食管切除术等。射频消融是在内镜下产生热能的装置，作用于黏膜表面，使黏膜凝固坏死，从而达到治疗的目的，Klair JS 等认为射频消融应作为首选的治疗方法[14]。氩等离子体凝固术是一种非接触式电凝技术，利用氩离子把能量传递到黏膜，或使用冷冻气球[15]，使组织凝固灭活而达到治疗的目的。冷冻疗法是在内镜下将液氮或 CO_2 喷洒于黏膜表面，从而达到治疗的目的。光动力疗法是通过注射或口服可以富集在肿瘤或异型增生组织的光敏剂，然后用特定波长的光照射组织，光敏剂在光的作用下产生自由基和能量，达到破坏异常细胞的目的。内镜下黏膜切除术和内镜下黏膜剥离术可以切除病变的黏膜，特别适合于巴雷特食管出现异型增生或早期癌症的情况。可以对被切除的组织进行详细的病理检查，如果是早期癌症，浸润深度 ≤ 500μm[16]，可以认为内镜切除完整，达到治愈要求。

四、巴雷特食管的筛查与监测

目前不主张对一般人群进行巴雷特食管筛查，但对有以下高危因素者，建议进行筛查，包括[17]胃食管反流病病程 ≥ 5 年或有明显胃食管反流病症状者、吸氧者、腹型肥胖者、男性、白种人、年龄 > 50 岁，有巴雷特食管与食管腺癌家族史者，其中胃食管反流病是最高危的因素。巴雷特食管是内镜监测的适应证，随访和监测目的是为了发现早期癌变，进行早期治疗。随访间期的长短取决于首次内镜检查的结果。巴雷特食管的长度是癌变的独立预测因素[18]，因此随访的方案也根据巴雷特食管的长度分组制定。国内的指南建议：长度＜ 3cm，且不伴有肠上皮化生或异型增生（上皮内瘤变）者，经重复 4 个象限黏膜活检证实无肠上皮化生，建议退出监测；长度＜ 3cm 伴有肠上皮化生者，每 3~5 年随访一次；长度≥ 3cm 者，每 2~3 年随访一次。欧美国家的指南与国内的原则相似，但随访的时间更短。对于无法耐受内镜检查的老年患者，也可以采用气钡双重造影进行随访。随着计算机技术、大数据的发展，机器学习也在巴雷特食管的筛查和诊断中显示出重要的前景 [19]。

（邓茜　李亮）

参考文献

[1] Barrett NR. Chronic peptic ulcer of the oesophagus andoesophagitis[J]. Br J Surg, 1950, 38: 175–182.

[2] Norita K, Koike T, Saito M, et al. Long-term endoscopic surveillance for Barrett's esophagus in Japan: multicenter prospective cohort study [J]. Dig Endosc, 2021, 33(7): 1085–1092.

[3] Smith LP, Yamato JA, Galipeau PC, et al. Within-patient phylogenetic reconstruction reveals early events in Barrett's Esophagus [J]. Evol, 14(2):399–415.

[4] Lagisetty KH, McEwen DP, Nancarrow DJ, et al. Immune determinants of Barrett's progression to esophageal adenocarcinoma [J]. JCI Insight, 2021, 6(1):e143888.

[5] 中华医学会病理学分会消化疾病学组筹备组 . 胃食管反流病、Barrett 食管和食管胃交界处腺癌病理诊断共识 [J]. 中华病理学杂志 , 2017, 46(2): 79–83.

[6] 李鹏 , 王拥军 , 陈光勇 , 等 . 中国巴雷特食管及其早期腺癌筛查与诊治共识 (2017 万宁)[J]. 中国实用内科杂志 , 2017,37(9): 798–809.

[7] Clermont M, Falk GW. Clinical guidelines update on the diagnosis and management of Barrett's esophagus [J]. Dig Dis Sci, 2018, 63(8):2122–2128.

[8] Raphael KL, Inamdar S, McKinley MJ, et al. Longitudinal and circumferential distributions of dysplasia and early neoplasia in Barrett's esophagus: a pooled analysis of three prospective studies [J]. Clin Transl Gastroenterol, 12(2):e00311.

[9] 胡柳丹 , 时昭红 . Barrett 食管诊断与治疗 [J]. 医学新知杂志 , 2018,28(1): 4–7.

[10] Yang LS, Holt BA, Williams R, et al. Endoscopic features of buried Barrett's mucosa [J]. Gastrointest Endosc, 2020, S0016–5107(20): 35110–35115.

[11] 宫健 , 刘石 . 上消化道内镜诊断秘籍 [M]. 沈阳 : 辽宁科学技术出版社 , 2020:51.

[12] 惠洋洋，朱兰平，李变霞，等 . 杯状细胞在 Barrett 食管疾病进展种的作用 [J]. 中华消化杂志 , 2019, 39(11): 731–734.

[13] Dharmarajan TS. The use and misuse of proton pump inhibitors: an opportunity for deprescribing [J]. J Am Med Dir Assoc, 2021, 22(1):15–22.

[14] Klair JS, Zafar Y, Nagra N, et al. Outcomes of radiofrequency ablation vs endoscopic surveillance for Barrett's esophagus with low-grade dysplasia: a systematic review and meta-analysis [J]. Dig Dis, 2021,39(6):561–568.

[15] Overwater A, van Munster SN, Nagengast WB, et al. Novel cryoballoon 180° ablation system for treatment of Barrett's esophagus-related neoplasia: a first-in-human study [J]. Endoscopy, 2022, 54(1):64–70.

[16] Dumoulin FL, Hildenbrand R, Oyama T, et al. Current trends in endoscopic diagnosis and treatment of early esophageal cancer [J]. Cancers (Basel), 2021, 13(4):752.

[17] Desai M, Hamade N, Sharma P. Screening for Barrett's esophagus: challenges in identifying the population at risk [J]. Gastrointest Endosc, 2021, 93(2):420–421.

[18] Phillips R, Januszewicz W, Pilonis ND, et al. The risk of neoplasia in patients with barrett's esophagus indefinite for dysplasia: a multicenter cohort study [J].Gastrointest Endosc, 2021, 94(2): 263–270.e2.

[19] Wang KK, Leggett C. Finding Barrett's oesophagus: is there a machine learning approach in our future? [J]. Lancet Digit Health, 2020, 2(1):e6–e7.

第 5 章

胃镜诊断技术

　　胃镜检查是食管胃结合部疾病的重要诊断、评估手段，也是重要的随访和筛查手段。胃镜下可以开展很多治疗项目，掌握胃镜检查技术对胃食管反流病与食管裂孔疝的病情评估有重要的意义。

一、胃镜设备的组成

　　胃镜系统有不同的品牌，但其基本组成相同，包括电子胃镜、主机和配件（各种周边设备和显示器）。电子胃镜包括 5 个主要的结构：带有各种按钮的控制头部、镜身、弯曲部。内镜的镜身和弯曲部的基本结构为光导管、柔软的杆体、1 个或多个通道。在控制头控制弯曲部方向的为控制轮，其中大控制轮控制上下弯曲，小控制轮控制左右弯曲（图 5-1）。

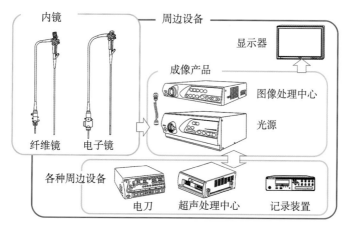

图 5-1　内镜系统

二、适应证与禁忌证

目前胃镜检查已经非常成熟，适应证宽，禁忌证相对较少。

（一）适应证

凡是怀疑食管、胃、十二指肠疾病者，或需要对上述脏器的肿瘤等疾病进行筛查者，均为适应证。

（二）禁忌证

患者无法配合检查、无法耐受检查或者存在解剖异常者为禁忌证，主要禁忌证如下。

· 患者存在严重的疾病，不能耐受检查，例如：严重心肺功能障碍、脑梗死、脑出血等内脏疾病。

· 患者拒绝检查。

· 患者精神异常，无法配合检查。

· 严重咽部疾病，影响内镜插入或无法插入。

三、检查前准备

检查前需要对患者进行必要的准备，进行无痛胃镜检查的患者还需要接受麻醉评估，主要准备措施如下。

· 检查前 12h 禁食，可以饮水，但无痛胃镜检查前至少 2h 不能饮水。

· 患者平时用于治疗慢性疾病（如心脏病、高血压等）的一些药物仍可以服用。抗凝药物，如阿司匹林，一般需要停药 5~7d。

· 详细询问病史，了解病情，特别是有无拔牙或外伤后出血不止的病史。

· 口服消泡剂，如西甲硅油等。

四、胃镜诊断技术

胃镜诊断技术主要包括检查前的准备、胃镜操作与观察、标准摄片。

（一）患者及器械准备

1. 患者体位

受检者口含咽部麻醉剂 2min 后吞下（无痛胃镜可不含咽部麻醉剂），然后左侧卧位，头部垫枕，但应避免头过低或过高，保持端正的体位（图 5-2）。

无痛胃镜检查采用右臂输液，取出义齿，口含牙垫，鼻导管吸氧。必要时可以使用解痉剂、镇静剂。调整检查床的高度与检查者身高相适应。

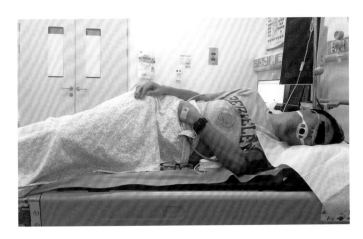

图 5-2　患者体位

2. 器械准备

检查内镜镜头的弯曲控制、送气送水、吸引情况和图像质量，润滑镜身前端。

（二）检查操作与观察

不同的检查者操作和观察顺序有一定的差异，但总的原则是避免观察遗漏。

1. 进　镜

进镜是胃镜检查的关键步骤，最常用和最标准的方法是直视下进境法，其他方法仅在直视下进境失败时采用。进镜时顺便将咽部采图。

1）直视进境法

左手持胃镜控制部，右手以执笔式持镜身 30cm 标记处；调节 up/down 钮，同时适当旋转镜身或调节 left/right 按钮，使镜身顺利越过中线，顺利通过牙垫和舌头。控制镜身向上，使其通过舌面，由于内镜图像是倒置的，舌面一般在画面的上部，舌正中线保持在画面正中。进一步进境，可见会咽、环状软骨和声带在画面的上部，向右轻轻旋转镜身，在环杓软骨的弧度向里推进即可滑入食管。在前端刚进入咽部时，由于环咽肌的收缩，看到的画面是一片红色，没有明显的管腔。滑入食管后即可开始送气，在气体的作用下撑开可以看到食管的管腔（图 5-3）。

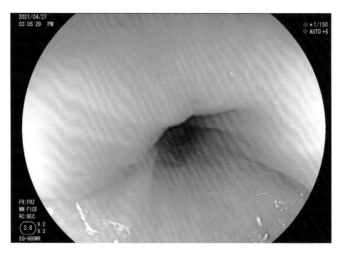

图 5-3　食管开口

进境是胃镜检查的技术难点之一，也是初学者难以熟练掌握的原因之一，在检查过程中注意以下问题，可以提高进境的成功率：①内镜的弯曲部与口腔及食管在一个水平面上，弯曲部的弧度与舌面保持一致，在咽部直接推进很危险，在前推的同时适度向右旋转。②由于患者咽部自然反射的抵抗，不利于进境，嘱患者做吞咽动作，由于下咽部肌肉的收缩，内镜可被导向正确的方向，从而顺利进境。由于咽部开启的瞬间，咽部抵抗消失，内镜有一种被吸进去的感觉，右手握镜用力应轻柔，避免僵硬握镜，否则即使咽部开启，也不易顺利进入食管。如果吞咽后仍不能进入，应后退 2~3cm 重新进入，次数也不宜多，以 2~3次为宜。③操作轻柔，避免不适当的刺激引起患者额外的不适，适当语言鼓励，避免患者过度紧张。④梨状隐窝壁薄，容易引起损伤或穿孔，不要用力推进。⑤当内镜前端还在口腔或咽部时不要送气，否则气体会导致口腔液体进入气管，引起患者呛咳。⑥在内镜前端刺激咽部引起呕吐反射时，食管入口开启，熟练的检查者操控内镜可瞬间进入食管。如果尝试各种方法无法进入，应考虑受检者的头部位置是否正确，有无解剖上的异常，或受检者是否过于紧张。

2）盲入法

盲入法不是根据屏幕的画面调整镜身前端方向，而是主要根据检查者的感觉进镜。镜身通过牙垫、舌面到达口腔后部，右手控制镜身前端通过舌面正中，进入咽部，在胃镜标记进入到 20cm 处，嘱患者做吞咽动作。当镜身通过环杓软骨的平滑肌时，有明显的突破感，内镜自然滑入食管。目前内镜操作技术已经非常成熟，只有在一些特殊情况下或侧视内镜才采用盲入法。

　　3）手指帮助插入法

　　将牙垫套在镜身上，由助手控制操作部，检查者左手示指和中指压住舌根后部，右手将镜身前端通过舌面，并在手指的引导下通过咽部，然后撤出手指，嘱受检者吞咽，镜身前端进入食管后复位牙垫。

　　2. 常规诊断性检查

　　为降低漏诊的概率，系统化的检查非常重要。灵活运用水 / 气按钮和吸引按钮，在黏膜蠕动减慢时进境，当看不清楚时不能进境。当镜身前端进入十二指肠降部后退镜并进行观察，但进境的过程中也可以观察病变。应进行有序的系统化观察，避免反复移动观察同一部位，一般检查时间不少于 5~10mL，以达到完整、仔细检查的目的。

　　1）从食管到十二指肠

　　食管：镜身通过咽部以后，少量送气，循腔速度均匀地继续插入，如果遇到异常抵抗感，立即停止进境，后退少许，送气观察。距门齿 40cm，可见食管鳞状上皮与胃的柱状上皮的交界线，即齿状线（图 5-4）。

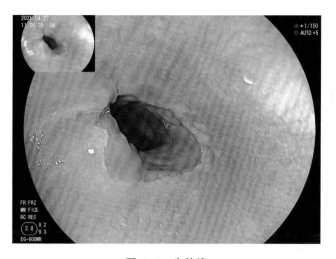

图 5-4　齿状线

　　胃：由于膈肌或食管下括约肌等因素的影响，通过食管胃结合部时视野会暂时模糊，然后顺利进入胃腔。如果看到胃腔内有较多液体，可以吸出部分，以减少误吸的概率，但无须完全吸出。继续沿胃的轴线方向进境，可以顺利达到幽门部，此时在画面上可以呈现完整的幽门黏膜影像（图 5-5）。在胃内推进过程中，避免贴近胃大弯操作，以避免镜身在胃内形成较大的环，影响操作。

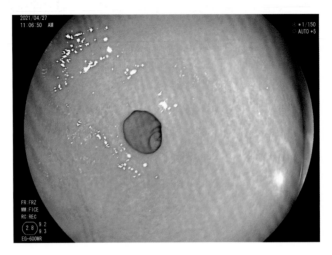

图 5-5　幽门

十二指肠球部：将幽门置于画面的中心，将镜身前端推进入十二指肠球部，然后后退 1~2cm，此时是观察十二指肠球部的最佳时机（十二指肠球部），可得到最佳的画面（图 5-6）。

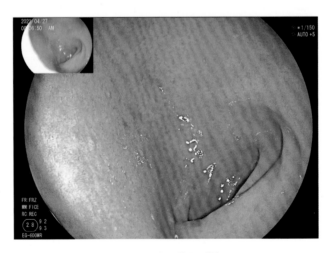

图 5-6　十二指肠球部

十二指肠降部：向前推进内镜，看到十二指肠上角（十二指肠球部和降部的交界处），右旋 90°，角度向右，角度向上，相当于围绕十二指肠上角进行螺旋运动[1]，即可进入十二指肠降部（图 5-7），送气观察，注意观察十二指肠乳头，采图，并开始退镜。如需进一步进入十二指肠，需要回拉内镜并右旋，相当于肠镜检查解除成襻的操作。

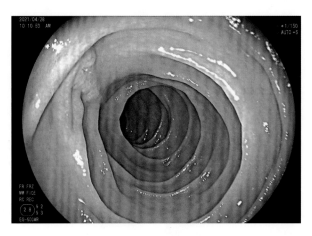

图 5-7　十二指肠降部

　2）退镜观察

虽然在进境过程需要仔细观察，但主要的观察重点是在退镜过程中。

十二指肠：当进入十二指肠降部，观察到十二指肠乳头后，采图，并开始退镜，十二指肠上角的对侧是观察的盲点之一。退镜过程中应缓慢，保证不要遗漏观察部位。十二指肠球部最好的观察时机是进入十二指肠时，退镜过程中也可以再次观察。

胃窦：胃窦部是胃常见的发病部位，在镜头下可以全面观察胃窦部和幽门（图 5-8），一般不会遗漏病变。

胃窦小弯侧、胃角、胃窦前壁及后壁：倒转镜身，观察胃窦部小弯侧、胃角、胃角前后壁及胃窦前后壁（图 5-9~ 图 5-14）。

胃体小弯侧：回拉镜身，观察胃体小弯侧至贲门（图 5-15）。

胃底：转动镜身，观察胃底（图 5-16）。

胃体大弯侧及前后壁：逐渐伸直镜身，观察胃体大弯侧及前后壁（图 5-17~ 图 5-20）。

食管胃结合部：吸出胃内气体，退镜至胃食管连接部稍上方，观察食管胃结合部（图 5-21）。

食管：缓慢退镜，观察食管（图 5-22）。

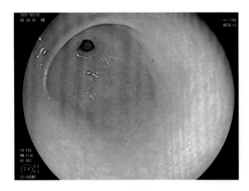

图 5-8　胃窦

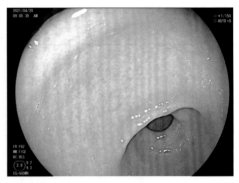

图 5-9　胃角

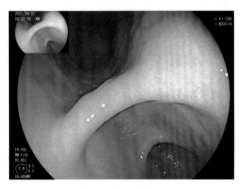

图 5-10　胃角

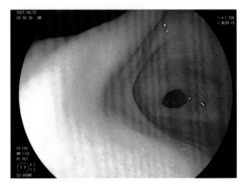

图 5-11　胃角

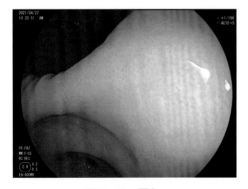

图 5-12　胃角

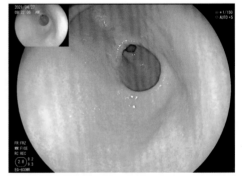

图 5-13　胃窦

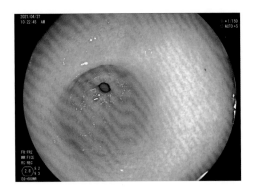

图 5-14 胃窦

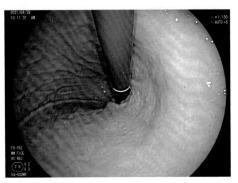

图 5-15 胃体

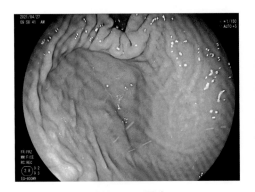

图 5-16 胃底

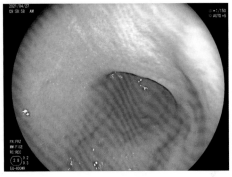

图 5-17 胃体

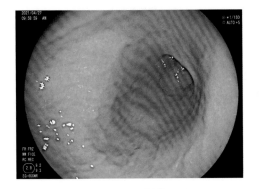

图 5-18 胃体

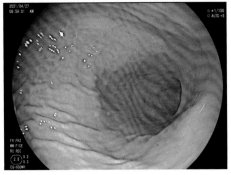

图 5-19 胃体

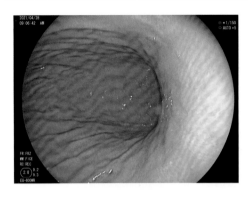

图 5-20　胃体

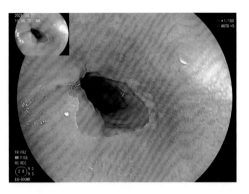

图 5-21　食管胃结合部和齿状线

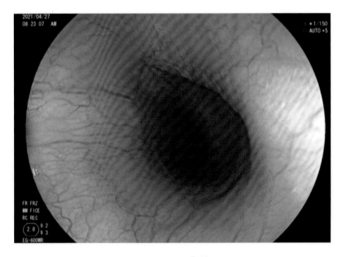

图 5-22　食管

3. 问题及处理

在检查过程中如经过安慰等处理患者无法安静下来配合检查，应改为无痛检查。在检查过程中，患者激烈呛咳，可能是内镜误入气管，特别是在盲入法检查过程中，如果患者出现激烈的疼痛，提示消化道穿孔或心脏意外，应注意观察和评估。

4. 采　图

内镜观察分为进镜观察和退镜观察两个部分，从进入口腔开始即应采图，常见的规范要求为采图 42 张或 29 张，各医疗机构可以根据自己的需求制定相应的规范，原则上要求完整记录从口腔到十二指肠的全过程[2]。

5. 活检技术

取胃内病变活检时，活检钳应正对病变，对病变施加稳定和直接的压力，在取食管病变组织进行活检时，活检钳紧贴食管壁，调节内镜头端来处理。对溃疡病变，应取其 4 个象限的边缘；对肿瘤性病变，不同部位取 6~8 块组织，避免取到坏死区域。

五、食管胃结合部常见病变的内镜检查

胃镜检查在胃食管反流病与食管裂孔疝的诊治中，常涉及食管胃结合部的评估和相关疾病的诊断，胃镜检查食管胃结合部的要点为需要顺镜和倒镜观察，食管胃结合部的主要病变如下（胃食管反流病与食管裂孔疝内镜检查请参阅第 6 章）。

（一）反流性食管炎

反流性食管炎是由胃酸反流、碱反流等引起，表现为食管下段充血、糜烂或溃疡，溃疡缘可呈线装、片状溃疡或食管壁全周性融合，甚至形成食管狭窄（图 5-23）。

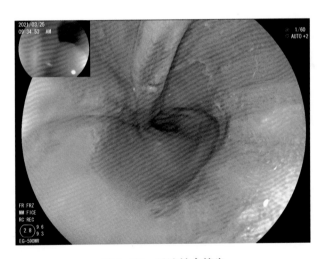

图 5-23　反流性食管炎

（二）巴雷特食管

巴雷特食管在胃镜下表现为粉红色的胃黏膜，向食管延伸，可呈圆柱状、舌状，还可呈岛状（图 5-24）。

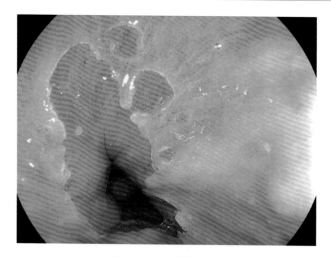

图 5-24　巴雷特食管

（三）食管胃结合部肿物

食管胃结合部肿物可以为良性病变，如息肉，也可以为恶性病变，如腺癌、鳞状细胞癌或罕见的神经内分泌癌（图 5-25、图 5-26）等。良性病变表面较为光滑，质地柔软，表面无溃疡（图 5-27、图 5-28）；恶性病变表现为管腔不规则狭窄，可伴有表面不规则的溃疡，有的肿物在顺境和倒镜中均可见到。有时胃底的癌肿可以侵及食管胃结合部，需要注意鉴别。

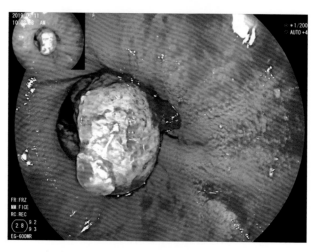

图 5-25　食管胃结合部肿物，表面为结节状并覆盖白苔，病理诊断为胃神经内分泌癌

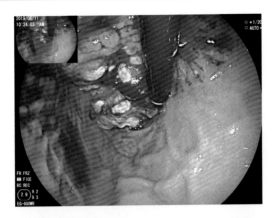

图 5-26　图 5-25 中肿物的胃内倒镜图像，肿物呈菜花样，局部溃烂，表面覆盖白苔

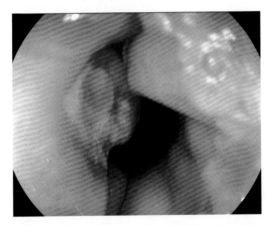

图 5-27　食管胃结合部肿物，表面呈结节状，但质地柔软，病理活检为增生性息肉，食管胃结合部的增生性息肉常与胃食管反流病有关

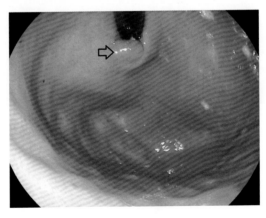

图 5-28　图 5-27 中肿物的胃内倒镜图像（黑色箭头），肿物表面光滑

（四）食管静脉曲张

食管下段静脉曲张表现为食管下段纵行扭曲或串珠状的静脉（图5-29），胃底静脉曲张表现为胃底静脉迂曲、扭曲或呈串珠状（图5-30），食管下段和胃底的曲张静脉可相连或不相连。

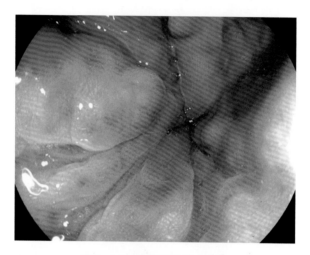

图 5-29　食管下段静脉曲张

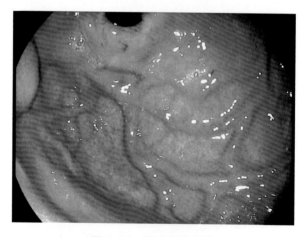

图 5-30　胃底静脉曲张

（五）憩　室

食管腔向外突出，呈小凹状或袋状，可伴有周围黏膜的炎症改变（图5-31）。注意不要将镜头深入憩室内，否则有穿孔的危险。

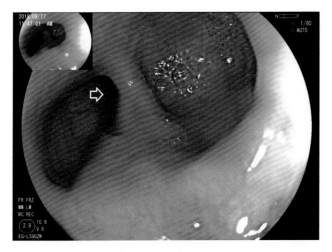

图 5-31　食管下段憩室（白色箭头）

（六）食管贲门黏膜撕裂综合征

　　食管贲门黏膜撕裂综合征（Mallory-Weiss 综合征）表现为胃食管连接部的纵向黏膜撕裂，位于一侧或环周分布，可同时伴有胃底黏膜撕裂，撕裂部位渗血或覆盖渗出物或凝血块（图 5-32），有时在倒镜时更易观察。

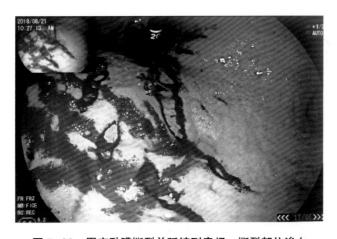

图 5-32　胃底黏膜撕裂并延续到贲门，撕裂部位渗血

（七）食管胃结合部溃疡

　　食管胃结合部溃疡属于罕见病，主要表现为与食管方向一致的纵行溃疡，边缘光滑，溃疡底部可有白苔或坏死物质（图 5-33）。

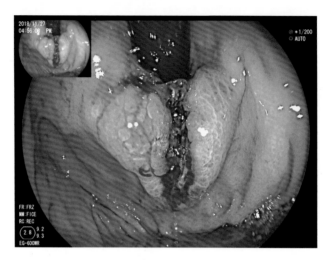

图 5-33　食管胃结合部溃疡，病理检查证实为良性溃疡

（邓茜　李亮）

参考文献

[1] 令狐恩强. Cotton 和 Williams 实用胃肠内镜学 [M]. 天津：天津科技翻译出版有限公司，2020: 26–42.

[2] 刘思德，王新颖，陈振煜，等. 早期胃癌 [M]. 北京：科学出版社，2018: 23–34.

第 6 章

基于解剖学的食管胃结合部内镜评估

消化内镜常用于肿瘤、溃疡和黏膜炎症的诊断，早期癌症的发现是消化内镜诊断水平的体现。形成消化内镜诊断的往往是黏膜诊断的思维惯性，但食管胃结合部是一个特殊的解剖结构，胃食管反流病及其他相关问题往往与这个特殊的部位解剖改变有关，解剖的改变有时也会导致对黏膜诊断的偏差，例如巴雷特食管的诊断，因此，食管胃结合部的内镜诊断应该从解剖学角度对病变进行评估。

一、食管胃结合部的解剖

食管胃结合部的解剖改变，特别是食管裂孔疝，对内镜下诊断会产生明显的影响，食管胃结合部的解剖在第 1 章已经有详细的论述，可以参阅相关的章节。此外，既往内镜下对胃内结构的判断是基于尸体解剖的知识，但是在活体中，胃的某些结构会有明显的不同，在内镜诊断时需注意。

（一）解剖因素的影响

从解剖角度看，食管裂孔疝的主要原因有两个，分别是：①食管裂孔的扩大是导致食管裂孔疝发生的主要原因；②膈食管韧带的松弛导致食管向胸腔异位，这种情况可能没有明显的食管裂孔扩张。两者都可以引起食管胃结合部上移，但是两者引起的解剖学改变不同。

1. 膈食管韧带松弛引起的胃食管反流病

单纯膈食管韧带松弛患者在食管裂孔无扩张的情况下，食管胃结合部上移，但是膈脚对食管下段的压迫作用仍然存在。当病变进一步发展，胃也可上移至胸腔，上移的胃在膈肌上扩张，在膈脚处收缩，形成小囊状的改变。食管下段括约肌仍可处于收缩状态，形成食管下段两个收缩环，在内镜诊断上称为"双环征"（图6-1），是食管裂孔疝诊断的依据之一，也是胃食管反流病的依据之一。注意避免将食管前庭误诊为双环征，食管前庭是食管下括约肌上缘的A环和Schatzki环之间的区域，内镜检查时在注气的作用下可以扩张，类似于双环征，鉴别的主要依据是食管前庭为食管黏膜，可见黏膜下栅栏状血管（图6-2），而双环征内可见上移的胃黏膜，无栅栏状血管。

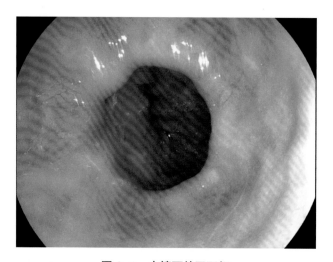

图 6-1　内镜下的双环征

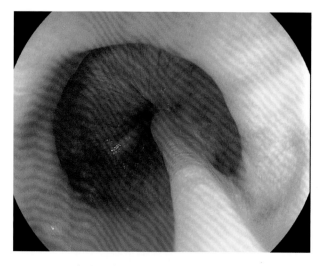

图 6-2　食管前庭，可见其黏膜下血管为栅栏状血管

　　如何确定齿状线是诊断巴雷特食管的关键因素之一。理论上内镜下可根据鳞状上皮细胞和柱状上皮细胞的交界处确定食管的边缘或齿状线，内镜下常通过胃黏膜褶皱的边缘来确定齿状线，将胃黏膜褶皱边缘与齿状线之间的正常胃黏膜诊断为巴雷特食管（图 6-3）。内镜下诊断食管裂孔疝的另一方法是根据齿状线是否上移来确定，一般的方法是测量齿状线与门齿的距离，在不同的测量者及不同时间的检查中，测量误差很大。以上两种方法都可能导致误诊，因此诊断的准确性差。

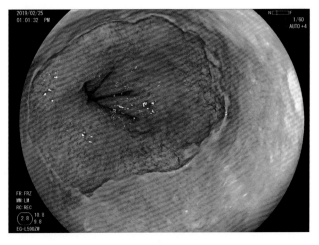

图 6-3　胃黏膜褶皱边缘与齿状线之间的黏膜为橘红色，容易误诊为巴雷特食管，但其黏膜下血管为树枝状，为因食管裂孔疝上移的胃黏膜，而非巴雷特食管

　　诊断巴雷特食管的关键是如何确定齿状线或食管下缘，食管裂孔疝等解剖学因素可对诊断造成干扰，需要仔细鉴别，方法主要为：①内镜下的双环征提示食管裂孔疝；②食管下段的黏膜下血管为栅栏状血管，而胃黏膜下血管为树枝状或网状（图 6-4），借助黏膜下血管也可判断。食管裂孔疝也存在胃食管反流的问题，上移的胃黏膜和巴雷特食管同时存在，会造成诊断上的困难，可根据以上 2 个特点仔细辨别，并取组织进行病理学检查。在内镜诊断上，识别可能的早期癌变也是重要的评估内容之一，可以使用窄带光谱成像技术、碘染色等帮助诊断，最后需要活检以确诊。

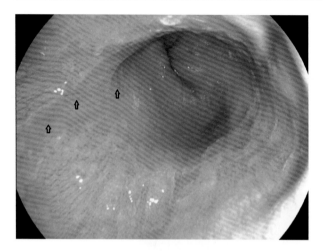

图 6-4 黑色箭头所示为食管下段巴雷特食管的黏膜下栅栏状血管

2. 不同食管裂孔疝引起的解剖学改变与内镜诊断

食管裂孔疝类型较多，由于食管裂孔的扩大，导致食管胃结合部上移为Ⅰ型。食管下段的关闭作用单纯由食管下括约肌的收缩和腹腔与胸腔的压力差维持，没有膈脚的压迫作用，这时由于膈脚的压迫作用形成的压力环可能不存在，双环征不明显，也可能导致将正常的胃黏膜误诊为巴雷特食管。但是在食管裂孔疝中，食管裂孔扩张的程度有差异，扩张不明显的病例，如Ⅰ型病例，仍可以看到双环征。在Ⅱ、Ⅲ、Ⅳ型中，胃底不同程度疝入胸腔，有时需要在倒镜时才能观察到疝入胸腔的胃底。

二、活体解剖因素的考虑

传统的解剖是在尸体解剖的基础上进行，往往不能反映活体情况。在活体中，肌肉具有张力，在胃内的反映是形成 His 角和贲门唇（或贲门瓣），是食管胃结合部阀瓣的重要组成部分（具体机理可参阅第1章，图6-5、图6-6）。在胃镜检查时可以对食管胃结合部阀瓣进行评估和分级，为治疗提供客观依据。

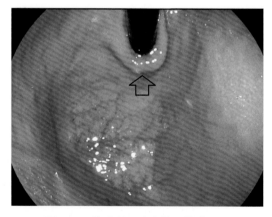

图 6-5 箭头所示为内镜下的贲门唇

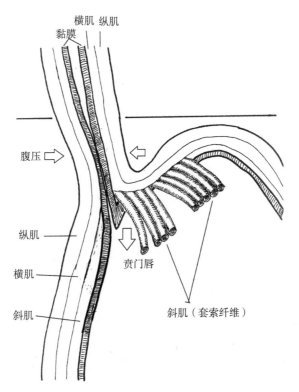

图 6-6 胃斜肌（套索纤维）牵拉黏膜形成贲门唇和食管胃结合部阀瓣

三、内镜下食管胃结合部阀瓣的评估

食管胃结合部的解剖学因素是重要的抗反流机制之一，包括膈脚、食管下括约肌和食管胃结合部阀瓣。在胃食管反流病或食管裂孔疝的内镜评估上，单纯的黏膜诊断不能满足临床诊治的需要，需要结合解剖学因素进行评估，在内镜下可以观察到贲门（食管胃结合部）是否扩张和贲门唇的形态，对食管胃结合部阀瓣的关闭功能可进行较为准确的评估。

（一）食管胃结合部阀瓣内镜分级

Hill 等提出了在胃镜检查下的食管胃结合部形态分级系统，称为食管胃结合部阀瓣（gastroesophageal flap valve，GEFV）内镜分级系统，又称为 Hill 分级，与胃食管反流病具有很好的相关性[1]，与咽喉部反流病也有很好的相关性[2]，建议在常规的内镜检查中报告分级情况[3]。食管胃结合部阀瓣的分级主要基于贲门唇的形态和贲门是否扩张,具体分级标准如下。

　　·Ⅰ级(图6-5):贲门唇明显,并紧紧包绕内镜。

　　·Ⅱ级(图6-7):存在贲门唇,贲门唇与镜身间有空隙,通常与呼吸有关,随呼吸开闭。

　　·Ⅲ级(图6-8):贲门唇不明显,贲门处于开放状态。

　　·Ⅳ级(图6-9):褶皱(贲门唇)消失,贲门处于开放状态,可见食管黏膜。

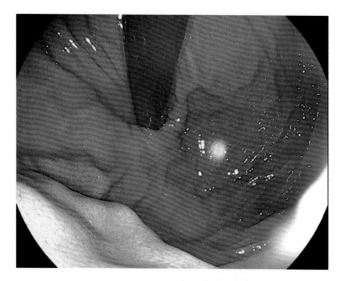

图6-7　食管胃结合部阀瓣Ⅱ级

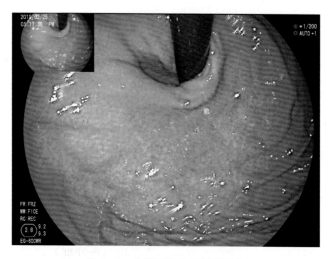

图6-8　食管胃结合部阀瓣Ⅲ级

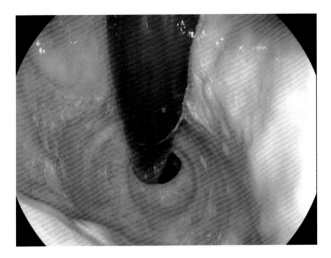

图 6-9　食管胃结合部阀瓣Ⅳ级

由于在 Hill 分级中，贲门松弛的程度没有量化的标准，具有主观性，Ⅱ级和Ⅲ级区分困难。汪忠镐等提出以胃镜镜身宽度作为参考标准[4]，Ⅱ级贲门随呼吸开闭，但不超过 2 个镜身，Ⅲ级即超过 2 个镜身。

（二）食管胃结合部阀瓣内镜分级的意义

食管胃结合部阀瓣是综合解剖因素异常的结果，食管裂孔疝是重要的因素之一，但并不局限于食管裂孔疝，食管胃结合部阀瓣分级系统在胃食管反流病的诊治中有重要的意义。

1. 食管胃结合部阀瓣分级与食管裂孔疝的关系

从食管胃结合部阀瓣形成的解剖原理分析：Ⅰ级是解剖正常的状态；Ⅱ级可能无可观察的食管裂孔疝改变，但食管裂孔已经松弛或膈食管韧带松弛，相当于隐匿性食管裂孔疝，呼吸运动时食管胃结合部的位置随之改变，出现贲门随呼吸的开闭现象；Ⅳ级通常合并明显的食管裂孔疝；Ⅲ级介于Ⅱ级和Ⅳ级之间，也处于食管裂孔疝的解剖状态。食管裂孔疝是胃食管反流病的重要病因之一，Ⅱ级、Ⅲ级和Ⅳ级都可能存在胃食管反流病合并食管裂孔疝的情况，但不一定有自觉的临床症状。

2. 食管胃结合部阀瓣分级与胃食管反流病的关系

食管胃结合部阀瓣与胃食管反流病的关系比与食管裂孔疝更加密切[5]，食管胃结合部阀瓣分级与腹段食管的长度也有相关性，分级越高，腹段食管长度越短[6]，腹内压与胸膜腔内压的压力差对食管的关闭作用也就越差，因此食管胃结合部阀瓣的分级并不一定代表食管裂孔疝的严重程度。此外，阀瓣分级与食管酸暴露相关，也是其他与酸暴露有关并发症的预测因素。研究表明瓣阀分级是肝硬化食管静脉曲张出血的独立危险因素[7]。

食管胃结合部阀瓣分级是胃食管反流病重要的评估指标之一，对制定治疗方案有重要的参考意义，但目前人们对常规的内镜检查重视程度不足，导致一部分无黏膜损害、症状不典型的病例缺乏客观诊断依据，使部分胃食管反流病患者漏诊。

四、反流性食管炎的诊断分级

胃液或十二指肠液反流至食管，可引起食管黏膜炎症或损害，使食管黏膜出现充血、糜烂、溃疡等病变，称为反流性食管炎。临床上根据反流性食管炎的内镜下病变程度不同，对病情做出分级，以评估病情和指导治疗。

（一）常用反流性食管炎内镜诊断分级系统

目前最常用的分级为 Los Angelesefe 分级（表6-1）和国内制定的分级系统，国内制定的分类系统（表6-2）具体的标准与 Los Angelesefe 分级有一定的不同，但其原则基本相同。国内的分级标准将点状溃疡或黏膜损害也纳入分类标准中，这是国内分类系统的特点之一。在实际的临床工作中，点状的反流性食管炎黏膜损害并非少见，点状黏膜有时也见于较为严重的病例（图6-12），因此这些分型都有局限性，无法完全满足临床诊断的需要。

表6-1　反流性食管炎 Los Angelesefe 分级

分级	标准
0	黏膜无损害
N	内镜下无改变
M	颜色改变型
A	黏膜损害长度不超过 5mm（图6-10）
B	至少 1 处黏膜损害超过 5mm，但无融合（图6-11）
C	至少存在 1 处、有 2 条黏膜损害融合，超过 2 个黏膜褶皱，但不超过食管周径的 3/4（图6-12）
D	黏膜损害相互连接，超过食管周径的 3/4（图6-13）

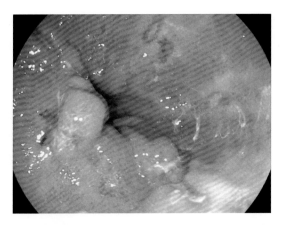

图 6-10　反流性食管炎 A 级（巴雷特食管合并反流性食管炎）

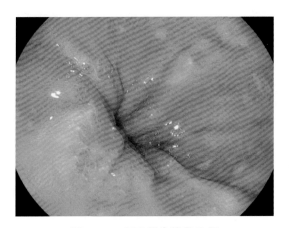

图 6-11　反流性食管炎 B 级

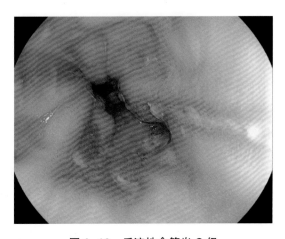

图 6-12　反流性食管炎 C 级

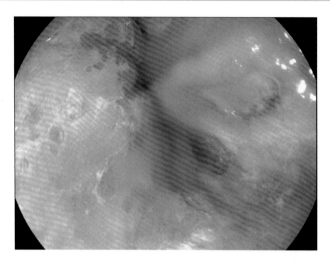

图 6-13　反流性食管炎内镜下见点状黏膜损害，有的融合成片状

表 6-2　国内反流性食管炎内镜诊断分级（1999 年）

分级	标准	积分
0	正常，可有组织学改变	0
I	点状或条索状发红、糜烂，无融合	1
II	条索状发红、糜烂，有融合，但非全周性	2
III	发红、糜烂融合呈全周性或溃疡	3

（二）鉴别诊断

　　在内镜诊断上，食管下段胃黏膜异位需与反流性食管炎鉴别。主要的鉴别特点为：食管下段异位胃黏膜为橘红色，周围无炎症，与食管胃结合部无连续性，呈岛状（图 6-14），无全周性，分为平坦型和隆起型 2 类。鉴别困难时，可以进行组织活检，异位的胃黏膜下无食管腺的结构。此外，需要注

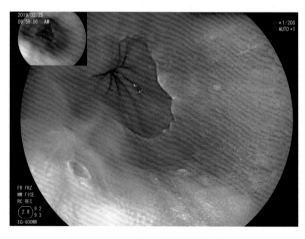

图 6-14　食管下段胃黏膜异位

意反流性食管炎不局限于食管胃结合部，在整个食管黏膜均可出现由于反流造成的黏膜损害。

五、基于解剖学的综合评估

基于解剖学的内镜下食管胃结合部评估在胃食管反流病的治疗中有重要意义，也是确定手术适应证的重要参考因素之一。

（一）基于解剖学的内镜评估

基于解剖学的内镜评估一般包括以下方面。

·是否有双环征。

·鉴别巴雷特食管与食管胃结合部上移导致的胃黏膜上移。

·反流性食管炎的诊断与分级。

·评估食管胃结合部阀瓣并进行分级。

·注意咽部和食管中段有无炎症或黏膜损害。

（二）典型临床病例

图 6-15 为一位中年男性的食管上段内镜图像，可见食管上段粉红色的圆形黏膜，并且呈对吻样分布。该患者在一次胃镜检查后发现以上病变，但没有明显临床症状，此后每年定期复查一次。经多次内镜检查，均诊断为食管胃黏膜异位，但是黏膜的面积明显较食管胃黏膜异位的黏膜面积小，并且边缘不光滑，有炎症的表现。经过病史询问，患者无明显的胃食管反流病的症状，如反酸和烧心，但长期咽部不适，经常干咳，经胃镜全面检查后发现以下问题。

·食管中段也存在同样的黏膜改变（图 6-16）。

·食管胃结合部有巴雷特食管和反流性食管炎改变，巴雷特食管胃短段型，反流性食管炎为 Los Angelesefe 分级 D 级（图 6-17）。

·食管胃结合部扩张，贲门唇消失，食管胃结合部阀瓣Ⅲ级（图 6-18）。

·胃底见陈旧性出血（图 6-18），提示胃酸对胃黏膜的腐蚀性较高。

·咽部可见会厌局部红肿明显（图 6-19），为炎症性改变，提示胃内容物反流至咽部。

总体评估结果：此患者虽然无相应的典型表现，如烧心、反酸等，但存在胃食管反流病的病理解剖学基础，也存在相关的病理生理改变，表现出典型的胃食管反流病症状，全食管黏膜损害，并且存在喉咽反流。

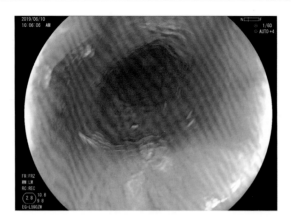

图 6-15　食管上段的黏膜病变被误诊为胃食管黏膜异位

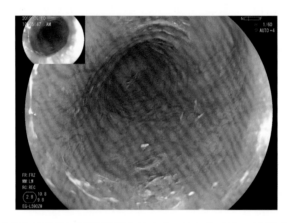

图 6-16　食管其他部位见类似于胃黏膜异位的病变，但仔细观察，这种病变是多发性的，有别于胃食管黏膜异位

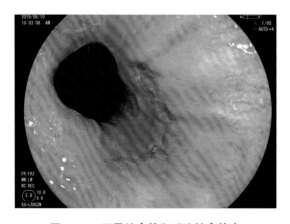

图 6-17　巴雷特食管和反流性食管炎

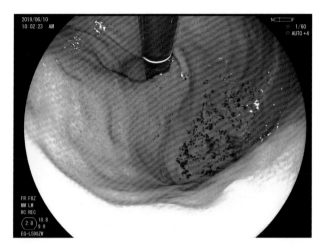

图 6-18 食管胃结合部阀瓣Ⅲ级，胃底见陈旧性出血点

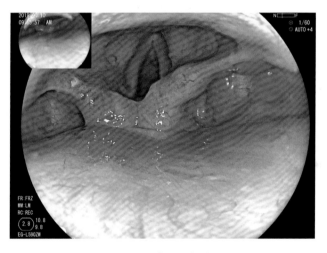

图 6-19 会厌局部充血

六、小 结

目前胃食管反流病的概念已经外延，单纯基于反流性食管炎的内镜评估已经无法对胃食管反流病进行全面的病情评估。胃食管反流病与食管胃结合部的解剖改变有密切的关系，食管胃结合部阀瓣的改变是综合解剖因素改变的结果，其中也包括食管裂孔疝。内镜评估可以为从解剖学和病理生理学的角度对胃食管反流病进行全面分析提供依据。需要注意的是，内镜评估对于伴有解剖学改变的胃食管反流病而言，是重要的评估手段，如食管裂孔疝引起的胃食管反流病，

但对于非解剖因素引起的胃食管反流病，内镜评估准确性差[8]。当出现胃食管反流症状又没有内镜下的异常时，需要进行进一步反流检测。内科与外科对胃食管反流病和食管胃结合部阀瓣的认识存在较大的不同[9]，还需要加强学科间的合作，以达成共识，提高评估的效果。

（李亮　林煜光　何立锐）

参考文献

[1] 田书瑞，胡志伟，吴继敏，等 . 胃食管阀瓣分级与胃食管反流病的相关性 [J]. 中华消化杂志 , 2019, 39(4): 257–260.

[2] Wu W, Li L, Qu C, et al. Reflux finding score is associated with gastroesophageal flap valve status in patients with laryngopharyngeal reflux disease: a retrospective study [J]. Sci Rep, 2019, 9(1):15744.

[3] Osman A, Albashir MM, Nandipati K, et al. Esophagogastric junction morphology on Hill's classification predicts gastroesophageal reflux with good accuracy and consistency [J]. Dig Dis Sci, 2021, 66(1):151–159.

[4] 汪忠镐，季锋，韩新巍，等 . 胃食管反流病 [M]. 郑州 : 河南科学技术出版社 , 2021: 14–15.

[5] Hansdotter I, Björ O, Andreasson A, et al. Hill classification is superior to the axial length of a hiatal hernia for assessment of the mechanical anti-reflux barrier at the gastroesophageal junction [J]. Endosc Int Open, 2016, 4(3):E311–317.

[6] Jeon HK, Kim GH, Lee NK, et al. Analysis of computed tomographic findings according to gastroesophageal flap valve grade [J]. Korean J Intern Med, 2018, 33(2):295–303.

[7] Koya Y, Shibata M, Watanabe T, et al. Influence of gastroesophageal flap valve on esophageal variceal bleeding in patients with liver cirrhosis [J]. Dig Endosc, 2021, 33(1):100–109.

[8] Kim JY, Shin IS, Min YW, et al. Endoscopic prediction for acid reflux in patients without hiatus hernia [J]. Korean J Gastroenterol, 2020, 76(3):134–141.

[9] Nguyen NT, Chinn J, Chang K. Collaboration between GI surgery & gastroenterology improves understanding of the optimal antireflux valve-the omega flap valve [J]. Surg Endosc, 2021,35(4):3214–3220.

第 7 章

食管与胃的动力学特点及检测

食管与胃是上消化道的重要组成部分。食管是食物输送的通道，可发挥抗反流的作用。胃对食物进行加工和初步消化，并向小肠输送消化后的食糜，同时胃液发挥抗反流的作用，因此，在胃和食管结合部形成了复杂的动力学关系。

第一节　食管与胃的运动

高分辨率食管测压和 24h 多通道阻抗检测是食管胃结合部疾病重要的检测手段，而理解食管与胃的运动是理解这个问题的基础。

一、食管的运动

吞咽时，食管上括约肌松弛，食物及唾液进入食管，通过食管的蠕动在 5~10s 内被输送到胃。食管并非单纯的管道器官，其运动受神经系统的紧密调控。高分辨率食管测压可以监测食管运动障碍和食管胃的压力梯度，为诊断提供准确的信息，也是目前研究食管动力的主要手段之一。目前，高分辨率食管测压包括液体灌注型高分辨率食管测压和固态高分辨率食管测压两种。

（一）食管的运动形式

食管环肌受刺激后首先表现为一个超极化的过程，导致食管纵肌先收缩，形成由咽部到胃的传输性蠕动。食管的正常蠕动有以下 3 种形式。

· 原发性蠕动：由吞咽诱发，起源于咽部，向下传递至胃。

· 继发性蠕动：食物残留于食管，导致食管扩张，通过局部的神经反射，诱发食管蠕动。

·第三收缩相：与食管蠕动无关的短时性食管收缩。

食管的异常蠕动可以无症状，或出现胸骨后不适，或出现类似胃食管反流病的症状，可以通过食管动力学检测进行诊断和评估。

（二）食管运动的调控

食管的蠕动主要是在食管外的神经系统和食管自身神经网络的作用下进行肌源性蠕动，食管外的神经主要通过迷走神经支配，并与食管纵肌与横肌间的肌间神经丛连接。食管的黏膜下层存在酸感受器，可以感受到食管 pH 值的变化，通过迷走神经传递到中枢，并由中枢发出神经信号，促进食管的蠕动，以清除酸性的物质。固态食物不能诱发食管的蠕动，而饮水却可诱发食管肌层长时间大幅度的收缩；温热食物较低温食物更能诱发食管的蠕动，冷饮可完全抑制食管远端的活动。

（三）食管括约肌的动力学

食管的上段和下段均存在括约肌。食管上括约肌是骨骼肌，可以主动收缩，目前尚未发现食管下括约肌存在实体结构，一般认为是由平滑肌的持续性收缩造成，也与食管胃结合部的其他解剖功能相关。食管胃结合部的关闭和松弛是动力学研究的主要问题。

1. 食管下段高压区

食管下括约肌没有明显的解剖学实体，但处于收缩状态，形成食管下段高压区（high-pressure zone，HPZ），这个高压区一般长 1~4cm，可以认为是生理性的括约肌。膈脚对 HPZ 有加强作用，也导致 HPZ 的压力不均衡，其后方和后上方压力最高。膈肌两端的压力梯度在活动时明显增加，挤压腹部、弯曲、用力咳嗽都可使腹内压上升；打嗝和深吸气可使胸腔压力下降。

2. 食管下括约肌的松弛

吞咽可引起食管下括约肌的反射性松弛，属于正常的生理现象，病理性食管下括约肌持续松弛可引起胃食管反流病。高分辨率食管测压发现，一过性食管下括约肌松弛（TLESR）现象与吞咽无关，这些静息松弛状态从开始松弛到完全松弛常发生在 5s 以内，并且持续 5~40s，持续时间较吞咽引起的食管下括约肌松弛明显长。TLESR 可在胃食管反流病中发挥作用，餐后运动可引起

TLESR，导致胃食管反流病的发生[1]，也是危重状态下胃食管反流的重要原因之一[2]。

食管下括约肌在抗胃食管反流中发挥重要的作用，但食管上括约肌也存在抗反流的作用。高分辨率食管测压发现，当食管下段存在反流时，食管上括约肌收缩，压力升高，从而发挥抗反流作用。在吞咽时，食管上括约肌完全松弛，使食物顺利通过。

二、胃的运动

临床医生主要检测食管的动力学问题，胃的动力学检测在临床中应用较少，但胃的动力学问题对于理解胃食管反流病有重要意义。进食后和消化间期，胃的运动方式不同，胃食管反流病的症状一般出现在进食后，与胃的运动异常有关。十二指肠的内容物、碱性胆汁和小肠液也可反流进入胃内，食管胃结合部抗反流机制失调可导致碱性物质反流进入食管，甚至反流至咽部，进入气管。由于胆汁的苦味，这种反流可引起口苦。

（一）消化间期胃的运动

在消化间期，消化道的运动方式为移行性复合运动（migrating motor complex，MMC），即经过间歇性强有力收缩后进入较长静息期的周期性运动，胃的运动也是 MMC 的一部分。MMC 起于胃体上部，相当于起搏点的位置，并向肠道方向传播，每一个周期 90~120min，根据电生理的特点，分为 4 个时相。

· Ⅰ相：为静息期，持续 45~60min，不出现胃肠收缩，记录到慢波电位。

· Ⅱ相：开始出现不规则的胃肠蠕动，持续 35~45min，记录到不规则峰电位。

· Ⅲ相：规则的高幅度胃收缩，持续 5~10min，然后停止，记录到成簇的峰电位。

· Ⅳ相：为下一周期 Ⅰ 相过渡期，持续 5min。

MMC 可使胃肠道保持持续的运动。Ⅰ相可能与 NO 的释放有关，Ⅲ相与胃动素的分泌有关，Ⅲ相收缩可将残留的食物、咽下的唾液和胃液等推向十二指肠，起到定时清理胃的作用。MMC 减弱，将引起消化不良的症状和消化道微生态的失调。当胃排空数小时或更长时间后，胃可出现饥饿收缩，常见于年轻人，也可见于低血糖患者。饥饿收缩是胃体部有节律地收缩，有时蠕动波会融合成一种持续性的强直收缩，持续 2~3min。当发生饥饿收缩时，患者常感受到轻微的上腹部疼痛，称为饥饿感。饥饿感在最后一次进食后 12~24h 开始出现[3]，饥饿状态在 3~4d 时最强烈，之后逐渐减弱。

（二）消化期胃的运动

根据功能的不同，可将胃分为头区和尾区 2 个部分。头区包括胃底和胃体的上 1/3，尾区包括胃的下 2/3 和胃窦。头区的运动能力较弱，主要功能是存储食物，尾区的收缩能力强，主要的功能是研磨食物和将食物与胃液充分混合，并将其输送到十二指肠。胃在消化期与消化间期的运动形式不同，有以下 3 种运动形式。

1. 容受性舒张

进行咀嚼和吞咽可引起胃平滑肌的反射性舒张，为接纳食物做好准备，称为容受性舒张。容受性舒张可使胃扩张，胃容量可由空腹时的 50mL 增加到进食时的 1500mL，以接纳食物，而胃内压力无显著升高。

2. 紧张性收缩

胃的平滑肌处于一种持续收缩状态，使胃保持一定的紧张度，称为紧张性收缩。空腹时胃的平滑肌也有一定程度的收缩，当食物进入胃内时，头区的紧张性收缩加强。紧张性收缩的意义是将食物推向尾区，为胃的蠕动做好准备。在空腹时，胃的紧张性收缩可使胃保持一定的形态，避免胃下垂。

3. 蠕动

在消化间期，胃无蠕动的运动方式。当食物进入胃内 5min 后，胃开始蠕动，从胃的中部开始，向幽门方向推进，因此蠕动以尾区为主。胃蠕动频率为 3 次 / 分，为一波未平一波又起的形式。蠕动在开始部位较弱，在向幽门运动的过程中逐渐加强，1min 可将食糜推送至幽门。当幽门开放时，少量食糜进入十二指肠；当幽门收缩时，食糜被反向推送回来（图 7-1）。每次蠕动，大部分食糜被推回到近端，称为反推式喷射运动[4]，有利于食物与胃液充分混合，并有利于对食物的研磨，是胃消化的主要运动方式。

分泌胃酸的壁细胞主要位于胃体和胃底，进食时头相和胃相都可以促进胃酸的分泌。由于食糜颗粒的质量不同，在胃内存在分层现象，质量轻者位于上层，胃黏膜的褶皱无法被食糜完全填充，因此水在胃腔周边相对较多。由于胃酸主要溶于水中，在胃内胃酸的浓度并不平衡，一般表现为食糜的四周浓度高，中间浓度低。在持续进行阻抗测定时，食糜的胃底侧胃酸浓度高，可形成一个高胃酸区，这个高胃酸区被称为"酸袋"。当测量电极接近或接触胃壁时，胃酸浓度也相对高，这个高酸区域被称为"酸衣"。胃食管反流病主要发生在进食后，胃的消化运动期、胃酸分泌和分布特点可以解释胃食管反流病的发病特点，并且可以被检测。

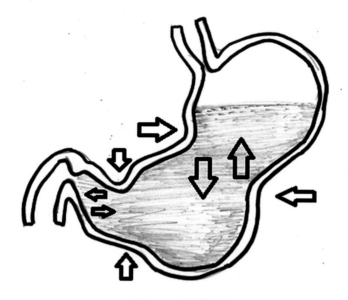

图 7-1　胃的蠕动

（三）呕　吐

呕吐也是一种胃食管反流，是一个全身协调的过程。呕吐发生前常有恶心、呕吐、流延、呼吸急促、心跳加快，接着深吸气，然后紧闭声门，胃窦部、膈肌、腹壁肌肉强烈收缩，食管胃结合部舒张，胃内容物被强力驱出。发生剧烈呕吐，十二指肠上段也强烈收缩，胆汁和小肠液反流入胃内并呕出。

（四）胃排空

胃的每次蠕动只有少量食糜进入十二指肠，胃蠕动产生的压力是胃排空的主要动力，而阻力主要来自幽门和十二指肠的收缩。胃排空受神经体液因素的控制，也与食糜的性质有关，糖类排空最快，脂肪排空最慢，蛋白质的排空速度介于二者之间，不同的蛋白质排空速度也不相同，牛奶的蛋白质排空较大豆的蛋白质排空慢[5]。

正常情况下，食管和胃的运动是在神经系统和其自身神经的控制下的协调运动。当其运动失调，特别是食管胃结合部的运动失调，即可导致相应疾病的发生，如贲门失弛缓症等，解剖因素的影响也可引起食管胃结合部动力学异常，从而导致胃食管反流病。

第二节　高分辨率食管测压

高分辨率食管测压导管有 432 个感应器，对食管动力学与解剖异常可以进行非常精确的检测，结果清晰直观，操作简便，在食管胃结合部疾病的诊治中有重要的意义。

一、解剖和生理位置的测量

高分辨率食管测压可以反映从食管上括约肌到食管胃结合部的测压情况，并能够以二维或三维图像的形式展示测量结果（图 7-2），对病情的评估和治疗方案的制定有重要的参考价值。

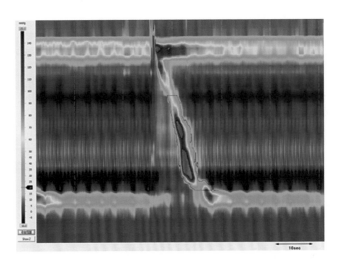

图 7-2　自主吞咽后食管解剖结果的压力变化

（一）食管上括约肌

食管上括约肌平时处于紧张状态，在吞咽时松弛，出现反流时可反射性紧张。静息时形成 1 个黄色高压带。吞咽时，由于环状软骨上提，食管上括约肌松弛，压力降低，压力带由黄色变为蓝色，当食物通过后，又恢复到原来的高压状态。食管上括约肌的松弛在吞咽时 0.2~0.5s 内发生，如松弛不完全，可能出现吞咽困难。

（二）食管体部

食管体部静息时的压力值与胸腔一致，并且随呼吸运动而变化，压力值为 −5~5mmHg，吸气时降低，呼气时升高。

（三）食管胃结合部

高分辨率食管测压可评估食管胃结合部的解剖异常、功能异常及解剖与功能异常的分离现象[6]，主要根据食管下括约肌、膈脚和呼吸反转点（pressure inversion point，PIP）的位置关系进行评估，可为胃食管反流病和食管裂孔疝的诊治提供重要的依据。膈肌的位置在高分辨率食管测压中位于 PIP。正常情况下，PIP 在呼吸时随膈肌的位置而上下移动。PIP 的形成与胸腔和腹腔的压力不同有关。胸段食管的压力与胸腔一致，吸气时增高，呼气时降低；腹段食管内的压力与腹腔相同，吸气时降低，呼气时增高，这个压力转换的位置称为呼吸反转点。正常情况下二者的距离＜1cm，在高分辨率食管测压中，根据 PIP 与食管下括约肌的距离关系，可以将食管胃结合部分为 3 种类型。

・Ⅰ 型（图 7–3）：膈脚 – 食管下括约肌重叠，难以区分，PIP 与食管下括约肌距离＜1cm。反映的解剖状况为：膈脚与食管下括约肌的功能可以较好配合，发挥抗反流作用。

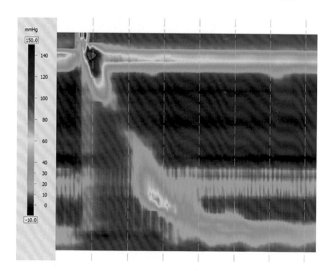

图 7–3　食管胃结合部Ⅰ型

・Ⅱ 型（图 7–4）：膈脚 – 食管下括约肌部分重叠，PIP 与食管下括约肌距离介于 1~2cm。反映的解剖状况为：食管胃结合部上移，出现食管裂孔疝，破坏了膈脚和食管下括约肌在抗反流作用中的配合，可能出现胃食管反流。

·Ⅲ型（图7-5）：膈脚 - 食管下括约肌完全分离，PIP 与食管下括约肌距离＞2cm。Ⅲ型又可分为 2 个亚型[7]，其中 PIP 在膈脚水平，为Ⅲ A 型，PIP 在食管下括约肌水平，为Ⅲ B 型。反映的解剖状况为：食管裂孔疝较为明显；Ⅲ A 型 PIP 在膈脚水平，食管下括约肌功能不正常，可能处于松弛状态；Ⅲ B 型 PIP 在食管下括约肌上，食管下括约肌功能正常，病情较Ⅲ A 轻。

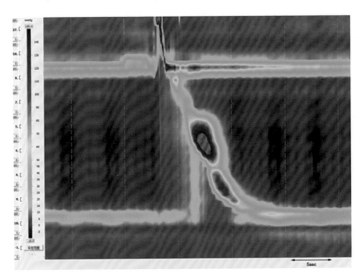

图 7-4　食管胃结合部Ⅱ型

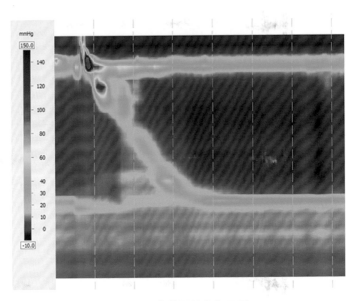

图 7-5　食管胃结合部Ⅲ型

二、常用的高分辨率食管测压参数

高分辨率食管测压得到的参数，主要根据芝加哥标准 V3.0（目前已经推出 V4.0 版，但编写本书时尚无法得到 V4.0 版全文）进行诊断（表 7-1、表 7-2）。除前文提到的 TLESR，其他主要参数如下。

·收缩减速点（contractile deceleration point，CDP）：30mmHg 等压线下食管收缩前沿速度减缓处，食管动力由蠕动转入排空。

·远段收缩延迟时间（distal latency，DL）：自吞咽起始处至 CDP 处的传送时间，正常 DL ≥ 4.5s，DL 时间过短，表明收缩波传送过快。

·早熟型吞咽：DL < 4.5s 的吞咽。

·远段食管痉挛（distal esophageal spasm，DEM）：10 次水吞咽中，食管胃结合部松弛正常，而早熟型比例过多（≥ 20%）。

·收缩前沿速度（contractile front velocity，CFV）：食管传送波的前进速度，单位为 cm/s，用来判断快速收缩的传导。近端骨骼肌的食管与远段平滑肌的食管之间的压力谷称为 P 点，食管平滑肌段蠕动波压力值为 30mmHg 时，P 点和 CDP 点连线的斜率为 CFV。需要注意的是，当食管胃结合部松弛不良时，IBP（食团内部压力）通常 > 30mmHg，此时 CFV 等压线应超过 30mmHg。

·远段收缩积分（distal contractile integral，DCI）：DCI 用于描述中远段食管平滑肌部分收缩波的力度，单位为 mmHg·s·cm，可用计算机软件计算。在 20mmHg 等压线上，计算收缩波压力、应传送食管的长度及对传送时间，正常吞咽时，DCI 不应超过 5000mmHg·s·cm。

·3s 最低松弛压力：计算电子袖套内食管下括约肌松弛段中压力最低的连续 3s 中平均残余压力。

·4s 完整松弛压力（integrated rlaxation pressure，4s IRP）：排出膈肌收缩的压力，仅计算松弛窗中食管下括约肌压力最低的 4s 内的平均压力，该 4s 可能连续，也可能不连续。通常 4s IRP > 15mmHg 提示食管下括约肌松弛功能障碍。

·食团内部压力（intrabolus pressure，IBP）：在远段传送波与食管胃结合部之间存在独立的压力带，在食管下括约肌上缘 1~2cm 范围内，软件会自动计算最高的压力，是用于筛查食团排空障碍的重要数据。

表 7-1　芝加哥标准 V3.0 对单次水吞咽收缩波的诊断模式 [8]

评估分级	评价参数指标
收缩力度	
无效蠕动	DCI $<$ 450mmHg · s · cm
失蠕动	DCI $<$ 100mmHg · s · cm
弱蠕动	100mmHg · s · cm $<$ DCI $<$ 450mmHg · s · cm
正常收缩	450mmHg · s · cm $<$ DCI $<$ 8000mmHg · s · cm
高压收缩	DCI $\geqslant$ 8000mmHg · s · cm
收缩模式	
早熟	DL $<$ 4.5s
片段	DCI $>$ 450mmHg · s · cm，20mmHg 等压线收缩波缺损长度 $>$ 5cm
完整	不符合上述标准
食团内压模式（30mmHg 等压线）	
全食管增压	从 UES 到 EGJ $>$ 30mmHg 的同时增压
区室性食管增压	从食管收缩波到 EGJ $>$ 30mmHg 的增压
EGJ 增压	食管下括约肌与膈肌分离时二者之间的增压
正常	无食团内压 $>$ 30mmHg

UES：食管上括约肌；DCI：远段收缩积分；DL：远段收缩延迟时间；EGJ：食管胃结合部

表 7-2　芝加哥标准 V3.0 对食管动力的综合诊断 [8]

评估分类	评估参数指标
EGJ 松弛异常（4s IRP 中位值 $>$ 正常值上限）	
贲门失弛缓症	
Ⅰ型	食管体部 100% 失蠕动（DCI $<$ 100mmHg · s · cm）
Ⅱ型	100% 无蠕动收缩，且至少 20% 的吞咽可引起全食管增压
Ⅲ型	至少 20% 的吞咽为早熟型收缩，无正常蠕动
EGJ 出口梗阻	食管动力不满足，贲门失弛缓的标准
EGJ 松弛正常	
主要蠕动障碍	
远端食管痉挛	至少 20% 的吞咽为早熟型收缩

表 7-2（续）

评估分类	评估参数指标
Jackhammer 食管	至少 20% 的吞咽 DCI > 8000mmHg·s·cm
收缩缺失	食管体部 100% 失蠕动（DCI < 100mmHg·s·cm）
次要蠕动障碍	
无效食管动力	至少 50% 的吞咽为无效收缩（DCI < 450mmHg·s·cm）
片段食管动力	至少 50% 的吞咽为片段收缩（DCI > 450mmHg·s·cm，20mmHg 等压线收缩波缺损长度 > 5cm）

4S IRP：4S 完整松弛压力；DCI：远段收缩积分；EGJ：食管胃结合部

　　高分辨率食管测压是食管胃结合部疾病的重要客观性诊断手段，主要用于胃食管反流病的诊断，可以判定胃食管反流病是由解剖因素异常引起，还是由功能因素异常引起。由功能性因素引起者以药物治疗为主[9]；由解剖因素引起者，即食管胃结合部的抗反流机械机制障碍，以手术治疗为主[9]。

第三节　24h 多通道腔内阻抗联合 pH 监测

　　胃食管反流病的反流物一般以酸性为主，也可能是碱反流和气体反流。目前，多通道腔内阻抗联合 pH 监测（multichannel intraluminal impedance and pH monitoring，MII-pH）技术是诊断胃食管反流病的金标准。MII 技术可识别食管内容物的运动方向，同时还可以区分其性状为液体、气体或液气混合物，而 MII 无法鉴别反流物的酸碱性，故临床上多采用 MII 联合 pH 监测，以区分酸反流（pH 值 < 4）、弱酸反流（pH 值为 4~7）和碱反流（pH 值 < 7）。

一、测量原理

　　MII-pH 技术的原理是利用绝缘的导管中环形电极组成交流电回路的电阻力，即电阻抗，监测食管中液体及气体的流动情况。不同的物质具有不同的导电特性，即不同物质的电阻抗不同。电阻抗是电阻的倒数，空气的电阻抗高，液体的电阻抗低。一般的导管有 6~8 个电极，在导管的末端还可设置 1~2 个 pH 监测电极，同时测量 pH 值的变化情况。当物质通过电阻抗监测导管时，相邻两个电极之间的阻抗发生变化，记录这些发生变化的电阻抗数据，通过计算机软件进行分析，可直观反映出反流物的性质和反流特点。阻抗的特点还与周围的环境特点有关，因吞咽时食管同时产生相应的运动，改变导管周围的环境，也可对阻抗产生影响。阻抗与通过电阻抗监测导管的物质特点关系最大。气体导电率低，阻抗高；液体导电率高，阻抗低。此外，阻抗与食管横截面积、食管壁厚度、食管黏膜也有关系，液体和气体的电阻抗曲线也有不同的特点。

（一）液体的电阻抗曲线特点

单纯的液体反流阻抗曲线呈现以下 4 相特点。

·第一相：液体通过，阻抗值降低，曲线下降。

·第二相：食管清除液体的蠕动波出现，阻抗值升高，曲线上升。

·第三相：肌肉收缩，食管腔内横截面积缩小，阻抗值进一步升高，曲线上升超过基线水平。

·第四相：阻抗降低，曲线回到基线水平。

（二）气体或气液混合物的阻抗特点

单纯的气体反流表现为阻抗曲线快速升高，快速回落，曲线呈尖波状。气液混合物反流时，阻抗曲线呈现以下五相特点。

·第一相：食团和少量气体通过导致阻抗增加，曲线上升。

·第二相：液体通过，阻抗降低，曲线下降。

·第三相：食管清楚液体蠕动波出现，阻抗升高，阻抗上升。

·第四相：食管收缩，食管横截面积缩小，阻抗进一步升高，曲线上升超过基线水平。

·第五相：阻抗降低，曲线回到基线水平。

电阻抗监测结合同步 pH 监测，可以准确诊断酸反流、弱酸反流、弱碱反流及液体、气体混合反流，并准确反映其反流特点。

二、常用参数及分析

食管多腔道阻抗监测可以反映食管内食团移动的方向和反流物的性质，这些参数是精确制定治疗方案的重要依据，尤其是在手术前评估时。

（一）反流监测

阻抗分析导管末端的位置为食管测压确定的食管下括约肌位置上方 5cm，一般进行 24h 的监测，必要时可进行 48h 的监测，同时需要患者标记典型症状出现的时间点，将症状与监测的反流时间结合起来分析，才能准确诊断胃食管反流病。

1. 反流参数

基线值的计算为发生反流事件前 5s 内阻抗的平均值，液体反流表现为从食管下括约肌开始向口侧推进，阻抗值下降到 50% 基线值以下，气体反流表现为反流超过远段 2 个电极节段阻抗值，并几乎同步显著增加 50% 基线值以上。临床常用的反流参数包括：pH 值 < 4 为酸反流，4 ≤ pH 值 ≤ 7 为弱酸反流，pH 值 > 7 为碱反流（图 7-6）。结合患者标记的症状，可以计算症状指数（symptom index，SI）、症状敏感指数（symptom sensitivity index，SSI）与症状相关概率（symptom association probability，SAP）。

SI = 反流相关症状的次数 / 总症状次数 × 100%（SI ≥ 50% 为阳性）

SSI = 症状相关反流次数 / 总反流次数 × 100%（SSI ≥ 10% 为阳性）

SI 和 SSI 各有优缺点，SI 只考虑症状的次数，没有考虑反流的次数。对于有症状的患者，如烧心、反酸等，SI 可以作为疗效改善的敏感指标，而 SSI 只考虑反流的总次数，没有考虑症状的总次数。

SAP 是一种概率检测的统计学方法，通过将 24h 分成每 2min 的时间段，测定反流发生前 2min 是否有症状发生，结果通过 2 × 2 列表分析，计算出 SAP 值，SAP ≥ 95% 为阳性。SAP 在预测抗酸治疗是否成功方面是很好的工具，但 SAP 是一个统计学的结果，不表明两者存在必然的因果关系。

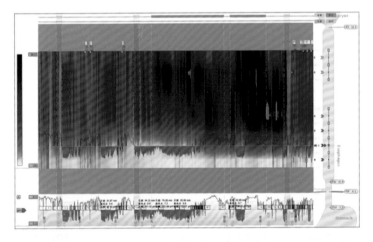

图 7-6　胃食管反流病 24h 多通道腔内阻抗监测。红色曲线为 pH 值，以 pH 值 = 4 为基准，上方为 pH 值 > 4 的曲线，提示典型酸反流病例

这些参数不仅可以帮助诊断，更重要的是可以分析症状与反流之间的关系，也可作为治疗的随访监测指标，对抗酸药物反应不佳或症状不典型者，这些参数还可以预测保守治疗或手术治疗的疗效，以制定正确的治疗方案。

2. **适应证及注意事项**

不同的医院对适应证的把握有一定的差异，公认的适应证为：胃食管反流病，尤其是抗酸治疗无效的胃食管反流病；不典型胃食管反流病；吞咽困难；食管运动异常。在进行监测时，需要注意以下问题。

· 准确放置导管，确保固定 pH 电极在食管测压的食管下括约肌位置上方 5cm，阻抗电极位于食管下括约肌上方 3cm、5m、7cm、9cm、15cm、17cm，并避免其随食管的蠕动滑入胃腔内。对抗酸药物疗效不佳[10]，或反流相关的慢性咳嗽、慢性咽炎等，往往是近端反流所致，可改变 pH 测量电极的位置进行检测。

· 指导患者正确使用和记录，记录的内容包括症状出现的时间、特点、活动情况、进食时间和食物种类。

（二）食团的运动参数

食团通过每个阻抗电极，都会产生阻抗的变化，表现为食团达电极，阻抗值下降 50%；食团离开电极，阻抗值上升恢复 50%。因此阻抗也可以分析食团的蠕动情况和食管的清除能力。常用参数如下。

· 食团总传输时间（total bolus transit time，TBTT）：从食团进入食管下括约肌上段 20cm 到从食管下括约肌上段 5cm 离去的时间。

· 食团存在时间（bolus presence time，BPT）：食团在每一个测量点上进入和离去的时间。

· 节段传输时间（segmental transmit time，STT）：食团进入食管下括约肌某个给定的水平与从下一个远端水平离开的时间间期。

· 食团头端推进时间（bolus head advance time，BHAT）：食团进入食管下括约肌上段 20cm，与进入 15cm、10cm、5cm 处的时间差。

· 食团完全通过：食团进入时被近端（食管下括约肌上 20cm）的 3 个阻抗记录点记录到，并且食团离开时被远端 3 个阻抗记录点记录到。

· 食团部分通过：食团离开时至少有 1 个远端阻抗通道未记录到。

高分辨率食管测压和反流监测往往不能全面反映食管运动功能的紊乱，有些症状不是由酸反流引起，而是与食管对食团的传输功能紊乱有关。抗酸治疗无效或疗效不佳，阻抗分析的食团运动数据可以反映这部分的问题，阻抗分析的食团运动数据的作用包括：①确定食团的运动方向；②确定食团是否通过或被成功清除；③计算食团的传输速度；④区分液体或气体；⑤确定反流的范围；⑥确定反流是否有叠加现象。

高分辨食管测压和 24h MII-pH 技术的联合应用可全面反映食管的动力学特点，是目前的重要检测手段。食管动力学的检测手段仍然在不断进步，最近的研究将二者结合起来，在同一个测量导管上测量，称为高分辨率阻抗测压（high resolution impedance manometry，HRIM）技术[11]。此技术更加便利，同时可避免患者二次插管，减轻患者的不适感。

（欧阳慧　李亮）

参考文献

[1] Iovino P, Theron B, Prew S, et al. The mechanisms associated with reflux episodes in ambulant subjects with gastro-esophageal reflux disease [J]. Neurogastroenterol Motil, 2021, 33(4):e14023.

[2] Balihar K, Kotyza J, Zdrhova L, et al. Characterization of esophageal motor activity, gastroesophageal reflux, and evaluation of prokinetic effectiveness in mechanically ventilated critically ill patients: a high-resolution impedance manometry study [J]. Crit Care, 2021, 25(1):54.

[3] 袁媛, 孙丽萍, 宫月华, 等. 胃功能血清学检测基础与临床 [M]. 北京: 科学出版社, 2019: 19.

[4] Li C, Xiao J, Chen XD, et al. Mixing and emptying of gastric contents in human-stomach: A numerical study [J]. J Biomech, 2021, 118:110293.

[5] Wegrzyn TF, Acevedo-Fani A, Loveday SM, et al. In vitro dynamic gastric digestion of soya protein/milk protein blended beverages: influence of protein composition and co-processing [J]. Food Funct, 2021, 12(6):2605–2616.

[6] Rogers BD, Gyawali CP. Evaluation of the Esophagogastric Junction on High Resolution Manometry [J]. J Clin Gastroenterol, 2021, 55(2):e8–e18.

[7] Kahrilas PJ, Bredenoord AJ, Fox M, et al. The Chicago classification of esophageal motility disorders, v3.0[J]. Neurogastroenterol Motil, 2015, 27(2): 160–174.

[8] 中国医师协会消化医师分会胃食管反流病专业委员会. 中国高分辨率食管测压临床操作指南（成人）[J]. 中华消化杂志, 2020, 40(1):3–8.

[9] Tebala GD. Gastroesophageal reflux disease. Are we acting in the best interest of our

patients? [J]. Eur Rev Med Pharmacol Sci, 2016, 20(21):4553–4556.

[10] Yamashita H, Ashida K, Fukuchi T, et al. Combined pH-impedance monitoring and high-resolution manometry of Japanese patients treated with proton-pump inhibitors for persistent symptoms of non-erosive reflux disease [J]. J Smooth Muscle Res, 2012, 48(5/6):125–135.

[11] 古丽帕丽·哈里甫，克力木·阿不都热依木. 高分辨率食管测压联合阻抗技术在临床中的应用 [J]. 中华胃食管反流病电子杂志, 2017, (4):175–177.

第 8 章

胃食管反流病食管动力学特点与评估

由单一原因引起胃食管反流病的病例很少见，一般是多因素作用的结果，包括一过性食管下括约肌松弛（TLESR）、食管清除反流物的功能降低、食管胃结合部解剖异常、黏膜感觉神经敏感性增加等。虽然胃食管反流病的发生关系到食管和胃两个脏器，但食管胃结合部抗反流的机械机制引起的异常是其中重要的原因之一，食管裂孔疝也是导致解剖异常的重要因素之一，这些异常都可以通过现代的检测手段准确检测出来。

一、高分辨率食管测压

胃食管反流病、食管裂孔疝的主要病因是食管胃结合部的解剖和功能异常，也是各种检测关注最多的部位，食管体部和食管上括约肌也在疾病的发生中发挥重要的作用。

（一）食管胃结合部的解剖和功能检测

1. TLESR

正常情况下，食管下括约肌的长度为 27~48mm，压力为 10~30mmHg，高于胃内的压力，对防止胃内容物反流有重要的作用。TLESR 是一种与吞咽无关的 TLESR，这些静息松弛状态从开始松弛到完全松弛常发生在 5s 以内，并且持续 5~40s，在此期间容易出现胃食管反流。

2. 食管下括约肌压力降低

食管下括约肌压力（LESP）是抗反流的主要力量之一，LESP ＜ 10mmHg，具有预测胃食管反流病的意义。

3. 远段收缩积分

远段收缩积分（DCI）用于描述中远段食管平滑肌部分收缩波的力度。其计算方法参见第 7 章第二节。

4. 食管下括约肌压力积分

食管下括约肌压力积分（low esophageal sphincter pressure integral，LESPI）采用与 DCI 相同的软件，窗口边界以食管下括约肌的长度为长径，宽度为 10s，在 20mmHg 等压线、非吞咽的条件下计算。LESPI < 400mmHg·s·cm 有预测意义 [1]。

5. 食管胃结合部收缩积分

食管胃结合部收缩积分（EGJ-CI）通过扩大 LESPI 的窗口边界至整个食管胃结合部区域，EGJ-CI 形成了综合呼吸周期、食管下括约肌及膈肌等多种因素的反流预测因子 [2]。单个呼吸周期的 EGJ-CI < 121.8mmHg·s·cm，校正呼吸周期后的 EGJ-CI < 39.3mmHg·s·cm，预测胃食管病理性酸反流的灵敏度达 60% 以上 [3]。

6. 食管结合部形态

高分辨率食管测压可以提供有关食管裂孔疝食管动力学的准确、直观、详尽的客观依据 [4]，对诊断、治疗和随访起指导作用。采用高分辨率食管测压时，在膈脚与食管下括约肌的解剖位置关系中，膈脚更靠近腹腔侧，根据膈脚与食管下括约肌的关系，可以将食管胃结合部分为 3 种类型（参见第 7 章第二节）。

7. 食管胃结合部流出道梗阻

食管糜烂的发生不仅与酸反流和酸暴露时间的增加有关，还与食管动力障碍、局部黏膜屏障功能等的影响有关。食管胃结合部流出道梗阻（esophagogastric junction outflow obstruction，EGJOO）患者食管下括约肌舒缩功能障碍引起的症状更严重，酸反流更明显，且常规促动力药物对其治疗效果欠佳。EGJOO 的主要机制是：激动 5-TH$_4$ 受体或拮抗多巴胺 D$_2$ 受体，促进乙酰胆碱释放，增加与平滑肌乙酰胆碱受体结合的靶点，增强食管平滑肌的收缩蠕动功能，尤其是食管下括约肌的收缩功能。促动力药的靶点与之存在重叠 [5]，可能加重症状。EGJOO 也可以通过高分辨率食管测压检测出来。

（二）食管体部的功能学检测

食管体部与胃食管反流病有关的功能主要是体部蠕动和清除反流物的功

能，其功能的较弱或丧失，将使食管的酸暴露时间增加，因此食管低动力状态和食管裂孔疝是食管炎的主要食管动力学表现[6]。高分辨率食管测压使用 DCI 作为食管低动力状态或无效蠕动的参数，无效蠕动又可分为失蠕动和弱蠕动，DCI < 100mmHg·s·cm 为失蠕动，100mmHg·s·cm < DCI < 450mmHg·s·cm 为弱蠕动。超过 75% 的弱蠕动和（或）50% 失蠕动，都可以诊断为食管低动力状态[7]。

（三）食管上括约肌的功能检测

非典型胃食管反流病患者食管上括约肌压力（upper esophageal sphincter pressure，UESP）下降明显，但 LESP 及食管体部功能优于典型胃食管反流病患者[8]，因此需要关注 UESP。

随着科学技术的发展，新的高分辨率食管测压参数或新食管动力检测技术不断出现，在内镜下将特殊的探针放置在食管的目标部位，可以探测腔内的横截面积和压力，并在软件的转换下将数据转换成圆柱状的图像，可以直观显示食管胃结合部的压力和顺应性，并可预测未来的测压参数，能够更加直观地反映食管的动力情况，方便临床应用。

二、上消化道造影

上消化道造影可以直观显示食管和胃的解剖和蠕动情况，发现食管狭窄、扩张、蠕动快慢等，也可以显示反流、反流的程度及反流的体位，还可以作为食管和胃动力学的评估措施。在造影时，患者左侧卧位，造影剂积聚在胃底，除严重的反流外，一般观察不到反流，当由左侧卧位转为右侧卧位时，造影剂流向胃窦，此时可观察到反流现象，因此造影检查需要变换体位才能提高胃食管反流病的检出率[9]。

三、24h 多通道腔内阻抗联合 pH 监测技术

24h 多通道腔内阻抗监测联合 pH 监测（MII-pH）技术是诊断胃食管反流病的金标准，可以准确诊断是否存在酸反流、反流的程度及反流的距离，还可以诊断碱反流和气体反流。

（一）诊断参数

临床常用：pH 值 < 4 为酸反流，4 ≤ pH 值 ≤ 7 之为弱酸反流，pH 值 > 7

为碱反流。酸暴露时间（acid exposure time，AET）指远段食管 pH 值＜ 4 的时间百分比，AET ＞ 6% 可确诊为病理性胃食管反流病[10]。可以通过以下 6 个变量进行综合评估。

·反流事件的总数目。

·pH 值＜ 4 所占的时间比例。

·直立位 pH 值＜ 4 所占直立位总时间的比例。

·卧位 pH 值＜ 4 所占卧位总时间的比例。

·酸反流的最长持续时间。

·酸反流时间超过 5min 的次数。

以上 6 个因素中，前 4 个因素反应酸反流的频率和程度，后 2 个因素反映食管清除酸的能力。根据以上参数可以计算 DeMeester（DMS）评分，DMS 评分是一个综合参数，由分析软件生成，DMS ＞ 14.7 为异常[11]。根据相关参数可以计算酸反流时间、反流事件、反流与症状的相关性。通过症状指数（SI）、症状敏感指数（SSI）与症状相关概率（SAP）（参见第 7 章第三节），可分析反流与症状的相关性，对病情进行更全面地评估。

（二）黏膜阻抗参数

黏膜阻抗测定能够发现食管黏膜的糜烂区阻抗较非糜烂区阻抗低，目前在 MII 中一些新的阻抗参数也被开发出来，可以对黏膜的完整性和酸暴露进行评估。

1. 食管基线阻抗

食管基线阻抗（baseline impedance，BI）是指未发生吞咽、嗳气或反流时食管稳定的阻抗值。BI 目前没有公认的正常值，研究报道的参考值一般为 2100~2500Ω[12-13]。基线阻抗由于排除了食管收缩和反流物的影响，可以反映食管黏膜的阻抗特点，也就可以间接反映黏膜的物理特点，以及黏膜的组织病理改变，包括细胞间的间隙增宽、紧密连接破坏等，因此，BI 的降低与酸暴露和食管的敏感性有关。目前的研究表明，BI 在以下问题中有诊断或预测价值：区分反流性食管炎与非糜烂性食管炎；BI 降低提示黏膜通透性增加；BI 较低者，质子泵抑制剂疗效较好。

2. 平均夜间基线阻抗

平均夜间基线阻抗（mean nocturnal baseline impedance，MNBI）的计算条件

为：在夜间睡眠期间，从最远端的阻抗通道（食管下括约肌上方 3cm）进行评估，分别在凌晨 1 点、3 点和 5 点取 3 个 10min 的时间段，并避免吞咽及反流，通过软件计算后即可得到。MNBI 降低提示食管黏膜完整性受损[14]。

（三）注意不典型病例的检测

以气道症状为主的胃食管反流病患者出现酸暴露和病理性酸反流的可能性更大，立位弱酸反流在伴有食管外症状的胃食管反流病发病机制中起到重要的作用[15]。

（四）食管动力的评估

MII 也可以检测食团在食管内的传输情况及清除残余食物的情况，即食团传输参数，有利于对食管功能的评估。高分辨率测压对食管运动的评估主要在食管的收缩能力上，24h MII 侧重食团的传输时间和是否有重叠反流，但二者都可评估食管的清除能力。二者结合起来，可以对食管动力进行全面的评估，分析食管下括约肌松弛与食团传输的关系，更有利于对胃食管反流病进行全面评估。反流后吞咽诱发蠕动波（postreflux swallow-induced peristaltic wave，PSPW）是新开放的参数，用于计算反流刺激后吞咽诱发的蠕动波，PSPW 指数降低提示食管化学清除能力受损，食管黏膜与反流物接触时间延长，可能引起烧心等症状[16]。

四、放射性核素

受检者吞食带有放射性核素的食团，用采集器采集放射性信息，并通过计算机分析，可以得出食团在食管内的传输情况，也可以观察在食管内的残留情况和反流情况。放射性核素检查需要专门的设备，在目前高分辨率食管测压和 24h MII-pH 分析的应用背景下，临床应用少。

五、小　结

胃食管反流病从病因角度可以分为功能性因素异常和解剖性因素异常。食管裂孔疝也属于解剖性因素异常的范畴，根据病变程度的不同和目前的主要治疗手段，即药物治疗、射频消融治疗、内镜治疗和手术治疗，可进行以下评估。

（一）一过性功能异常

当只检测到一过性食管下括约肌松弛（TLESR），没有其他因素异常，可以理解为一过性或暂时性功能异常，例如，由于胃扩张、胃排空异常、进食后运动等因素引起，可以通过药物治疗和（或）生活习惯的调整进行治疗。

（二）持续性功能异常

食管下括约肌持续松弛，导致食管下括约肌压力（LESP）降低，可以理解为持续性压力异常，当食管胃结合部的解剖无异常时，即膈脚－食管下括约肌等无明显异常，可以采用抗酸药物治疗，同时，LESP 异常常合并食管体部蠕动的异常，导致食管清除能力降低，酸暴露时间延长，因此，可以加重促动力药物以加强食管的清除能力，也可以加用黏膜保护剂。当长时间的药物治疗效果不明显时，可以采用射频消融治疗，以加强 LESP。

（三）膈脚－食管下括约肌异常

膈脚与食管下括约肌的距离＞1cm 提示可能存在食管裂孔疝[17]，膈脚－食管下括约肌Ⅱ型解剖学基础是胃食管连接部上移，此时影像学检查可能无法发现食管裂孔疝的特征或特征不明显，但此时解剖改变已经出现，可能是膈食管韧带松弛，伴有或不伴有食管裂孔的轻微扩张，胃镜下食管胃结合部阀瓣可能为Ⅱ级，理想的治疗方式是内镜下治疗，重建食管胃结合部的阀瓣的贲门唇。膈脚－食管下括约肌Ⅲ型，胃食管连接部移入胸部明显，一般伴有明显的食管裂孔疝，胃镜下食管胃结合部阀瓣可能为Ⅲ级或Ⅳ级，内镜下重建贲门唇的结构无法理想重建食管胃结合部阀瓣的功能，手术重建较为理想，例如胃底折叠术。以上所说的食管裂孔疝为滑动性食管裂孔疝，食管旁疝由于胃食管连接部的位置无改变，不出现以上膈脚－食管下括约肌改变。

（四）24h MII-pH

24h MII-pH 可以对胃食管反流病进行定性和定量诊断，酸反流者抗酸治疗效果较好，碱反流者抗酸治疗效果差，气体反流者可以解释患者的嗳气症状。只有反流的依据，没有反流的解剖因素改变，不适合手术治疗。近端食管反流和咽反流是解释食管外症状的重要依据，立位酸反流往往提示难治性胃食管反流病和食管外症状，还可以发现多重反流。近端食管反流造成的肺部并发症、难治性胃食管反流病，药物治疗效果不佳，并发症多，可以考虑手术治疗。

（五）其他问题

食管胃结合部流出道梗阻，手术治疗效果差，一般不考虑手术治疗。高分辨率食管测压和 MII 未发现胃食管反流的证据，可能的原因是食管黏膜下神经末梢敏感性高，可以进行黏膜阻抗分析，计算 BI 和 MNBI 值。如无黏膜通透性降低的依据，即需要进行心理评估。

高分辨率食管测压和 24h MII-pH 仅可评估疾病的一方面，医生还需要结合患者的临床表现和其他检查结果进行全面评估，才能得出准确的病情评价，制定合理的治疗方案。除术前对病情进行评估外，高分辨率食管测压和 24h MII-pH 还可以用于手术效果的评价和术后随访。

（李亮　欧阳慧）

参考文献

[1] Hoshino M, Sundaram A, Mittal SK. Role of the lower esophageal sphincter on acid exposure revisited with high-resolution manometry[J]. J Am Coll Surg, 2011, 213(6): 743–750.

[2] Rengarajan A, Bolkhir A, Gor P, et al. Esophagogastric junction and esophageal body contraction metrics on high-resolution manometry predict esophageal acid burden [J]. Neurogastroenterol Motil, 2018, 30(5): e13267.

[3] Gor P, Li Y, Munigala S, et al. Interrogation of esophagogastric junction barrier function using the esophagogastric junction contractile integral: an observational cohort study[J]. Dis Esophagus, 2016, 29(7): 820–828.

[4] 阿力木江·麦斯依提，阿扎提江·克力木，张成，等. 食管裂孔疝患者食管下括约肌动力学特征分析 [J]. 中华疝和腹壁外科杂志 (电子版), 2015, (1):19–22.

[5] 王振疆，郭明义，陈渝萍. 食管胃连接部流出道梗阻在胃食管反流病中的动力学意义 [J]. 中华消化杂志, 2020, 40(10):674–679.

[6] 胡志伟，汪忠镐，吴继敏，等. 反流性食管炎严重程度与高分辨率测压的食管动力学关系 [J]. 中华医学杂志, 2017, 97(42): 3306–3311.

[7] 赵本田，蒋海涛，王玲，等. 典型症状与非典型症状胃食管反流病患者食管动力及反流特点临床研究 [J]. 中国全科医学, 2020, 23(15): 1904–1909.

[8] Gyawali CP, Zerbib F, Bhatia S, et al. Chicago Classification update (V4.0): Technical review on diagnostic criteria for ineffective esophageal motility and absent contractility [J].

Neurogastroenterol Motil, 2021, 26: e14134.

[9] 王爱英，张耀明，魏慧. 上消化道造影对胃食管反流病的诊断价值 [J]. 中国医师进修杂志, 2015, 38(1): 14–17.

[10] Gyawali CP, Kahrilas PJ, Savarino E, et al. Modern diagnosis of GERD: the Lyon Consensus[J]. Gut, 2018, 67(7): 1351–1362.

[11] Mainie I, Tutuian R, Castell DO. Comparison between the combined analysis and the DeMeester Score to predict response to PPI therapy [J]. J Clin Gastroenterol, 2006, 40(7): 602–605.

[12] Kandulski A, Weigt J, Caro C, et al. Esophageal intraluminal baseline impedance Differentiates gastroesophageal reflux disease from functionalheartburn[J]. Clin Gastroenterol Hepatol, 2015, 13(6): 1075–1081.

[13] Chun YJ, Choi MG, Kim HH, et al. Is the impedance baseline helpful in the evaluation of globus patients? [J]. J Neurogastroenterol Motil, 2015, 21(3): 390–397.

[14] Martinucci I, de Bortoli N, Savarino E, et al. Esophageal baseline impedance levels in patients with pathophysiological characteristics of functional heartburn[J]. Neurogastroenterol Motil, 2014, 26(4): 546–555.

[15] 杨冬，王贞，战秀岚，等. 伴食管外症状的胃食管反流病患者 180 例的临床表现和食管动力学特征分析 [J]. 中华消化杂志, 2021, 41(2): 94–99.

[16] Cho YK, Lee JS, Lee TH, et al. The relationship of the post-reflux swallow-induced peristaltic wave index and esophageal baseline impedance with gastroesophageal reflux disease symptoms[J]. J Neurogastroenterol Motil, 2017, 23(2): 237–244.

[17] Kahrilas PJ, Mittal RK, Bor S, et al. Chicago Classification update (v4.0): Technical review of high-resolution manometry metrics for EGJ barrier function [J]. Neurogastroenterol Motil, 2021, 2: e14113.

第 9 章

胃食管反流病与食管裂孔疝的影像学诊断

由于胃食管反流病与病理解剖和病理生理相关，不同的影像学检查方式从不同角度反映疾病的状态，因此影像学检查在胃食管反流和食管运动障碍疾病的诊断有重要的诊断和评估意义。胸部 X 线检查可以通过肺部影像的改变间接显示误吸或显示巨大的食管裂孔疝的存在，从而提示胃食管反流病或膈疝的存在。上消化道造影曾是胃食管反流病与食管裂孔疝的主要诊断手段之一，现阶段仍有重要的意义，CT 和 MR 检查可以多个平面成像，并对胃食管反流病的病理生理和病理解剖进行精准的测量。

一、上消化道造影检查

在内镜及高分辨率食管测压、24h 多通道腔内阻抗监测逐渐广泛应用的条件下，上消化道造影，特别是气钡双重造影，仍然有重要的意义，是食管疾病的重要检查方法，可以发现食管解剖、功能的异常，也可以发现黏膜的病变，在胃食管反流病的诊治领域无法被完全替代。

（一）胃食管连接处的正常钡餐造影表现

正常情况下，钡剂到达食管前庭时略有停顿，食管前庭逐渐充盈并扩张，随后胃食管连接处开放，钡剂进入胃内。胃食管连接处（或贲门）可出现舒张期和收缩期 2 种形态改变，舒张期贲门开放 1~2cm，胃食管环（B 环）被钡剂勾画出，呈喇叭形，食管的黏膜皱襞经过胃食管环与胃黏膜相连续，收缩期贲门变成点状或横线状，食管内钡剂的远端与贲门之间有 2~4cm 的距离，为收缩的食管下括约肌部位。

1. 胃食管反流病的表现

胃食管反流病在造影中的表现为钡剂反流进入食管（图9-1），为提高对胃食管反流的检出率，检查时注意变换体位[1]，可仰卧位转动体位至俯卧位头低位，或腹部压迫。仰卧右前斜位使钡剂积聚于胃底，然后缓慢向右侧转动躯体，转至左侧躯体抬高30~40°，钡剂更易逆流进入食管内。在上消化道造影中，胃食管反流可分为以下4种类型。

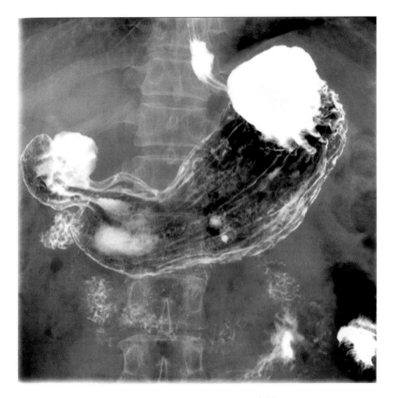

图9-1 可见钡剂反流进入食管

1）断续型

少量钡剂间断经较小的贲门及食管下括约肌逆流进入食管（图9-2），通常为小到中量的反流。

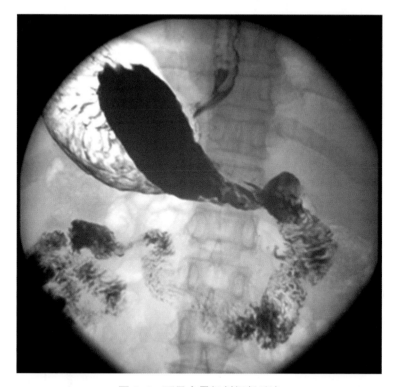

图 9-2　可见少量钡剂间断反流

2）抽吸型

贲门口呈半开放状态，反流不受体位影响，钡剂持续反流，直至胃内钡剂全部反流。

3）倾倒型

大量钡剂连续通过较宽的贲门，快速进入食管内，使食管明显扩张，通常为中到大量的反流。

4）混合型

混合型为断续型与倾倒型的混合，反流开始贲门口小，反流逐渐进入食管，贲门口逐渐增大，反流量逐渐增加，属于中到大量反流。

从断续型、抽吸型至倾倒型，代表食管下括约肌压力逐渐降低，反流逐渐加重，代表不同的反流机制。反流进入食管的钡剂被食管蠕动清除，如钡剂量少，食管无扩张，一般为食管原发性蠕动来清除造影剂；如因食管扩张明显而引起食管蠕动，为食管继发性蠕动，也是食管清除机制的一种，可以清除反流的钡剂。如果钡剂停留时间长，无食管收缩波来清除，而是出现无推进的蠕动，即为第三收缩波。上消化道造影有时还可以观察到反流与回流交替发生的现象。这些反流类型和清除机制，代表着食管的动力学特点。

2. 反流性食管炎的表现

反流性食管炎在上消化道造影中的表现为：①食管下段黏膜粗糙（图9-3），呈颗粒状，串珠状，或线性溃疡，严重者出现狭窄和变形；②黏膜下层水肿使食管黏膜增厚，导致纵行的食管黏膜皱襞增厚、增粗；③可同时出现食管扩张、蠕动变弱等表现。反流性食管炎有时可伴有炎症引起的增生性息肉，在造影时发现伴有息肉样病变的影像，注意与胃食管结合部恶性肿瘤鉴别。

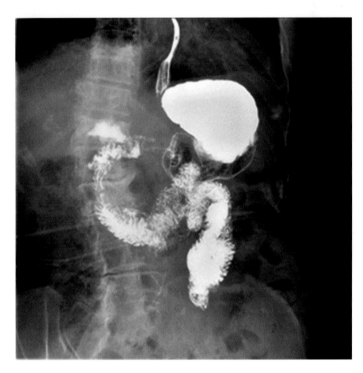

图9-3 食管下段扩张，黏膜较粗糙

3. 滑动性食管裂孔疝

在上消化道造影中，滑动性食管裂孔疝可出现钡剂反流，一般根据以下4个特征进行诊断。

1）膈上胃囊

当胃疝入膈肌上，形成膈肌上的胃泡，可以看到膈上胃囊的影像（图9-4）。

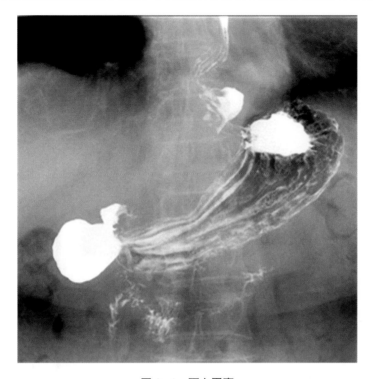

图 9-4　膈上胃囊

2）膈上胃黏膜

当胃上移到膈上，但体积不大，没有明显胃泡的影像特征，可以看到胃黏膜的影像特征，也可诊断为食管裂孔疝。

3）A 环

A 环即食管下括约肌环，正常情况下看不到这种狭窄。食管裂孔疝患者上消化道造影可出现宽约 1cm 的对称性压迹，对滑动性食管裂孔疝有重要的诊断价值。

4）B 环

位于 A 环下方 1.5~2.0cm 处，较 A 环狭窄，与齿状线部位对应，可对称出现或仅单侧出现。当 B 环出现在膈肌以上的部位时（图 9-5），为食管裂孔疝的表现之一，上消化道造影时位于疝囊的双侧。

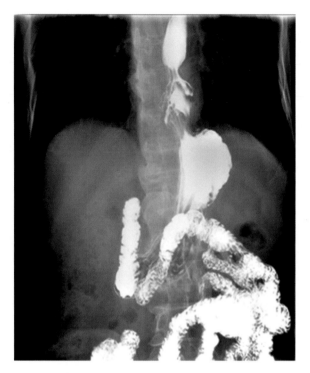

图9-5 钡餐造影显示胃疝入胸腔，食管胃结合部狭窄，为上移的B环

出现以上4个变现之一，可诊断为滑动性食管裂孔疝。根据这些影像学特点，也可以对食管裂孔疝进行分型，可以准确确定Ⅰ～Ⅲ型食管裂孔疝，但对Ⅳ型食管裂孔疝的诊断准确率不高。

4. 鉴别诊断

以下食管胃结合部疾病有时在上消化道造影中易与食管裂孔疝混淆，应注意鉴别。

1）正常食管壶腹（食管前庭）

食管前庭是A环与B环的区域，在钡剂达到这个部位时，由于B环处于收缩状态，钡剂积聚在食管前庭，看起来类似扩张，但是当钡剂积聚到一定量时，食管胃结合部开放，钡剂进入胃内。

2）食管下段憩室

食管下段憩室，尤其是憩室靠近食管胃结合部，当钡剂积聚在憩室时，容易误诊为食管裂孔疝。食管憩室的表现为半球形或囊袋样，与食管裂孔疝的大体改变容易鉴别。

3）胃黏膜逆行脱垂进入食管

胃黏膜逆行脱垂进入食管可表现为食管下端管腔较宽，黏膜增粗，甚至呈蕈伞状或圆形的充盈缺损影。但此黏膜纹的改变不恒定，特别是在站立位时，食管排空后即消失不见。

5. 上消化道造影的意义

虽然目前内镜、高分辨率食管测压和 24h MII-pH 应用越来越广泛，但上消化道造影在胃食管反流病和食管裂孔疝的临床诊治中仍然发挥重要的作用，可以对食管的解剖学改变和功能改变进行评估，在缺乏高分辨率食管测压和 24h 阻抗监测时是主要的评估手段之一。上消化道造影的意义主要包括以下方面：①观察食管蠕动的情况；②判断反流的类型和程度，以及食管裂孔疝的类型；③判断有无食管缩短（影像学表现为站立位食管裂孔疝不消失）；④判断有无食管炎、食管狭窄、巴雷特食管、恶性肿瘤等相关并发症或合并症。

二、CT 检查

CT 检查是诊断和评估食管裂孔疝的重要手段之一，目前在临床上应用较多，经验成熟，有较多的文献和临床经验可以参考，但是在不伴明显食管裂孔疝的胃食管反流病的诊断中可参考的文献不多。

（一）食管裂孔疝

正常的胃食管连接部（贲门）刚好位于肝尾状叶与左外叶的肝裂处，从胃腔内观察，两侧的胃壁稍厚，形似喇叭口状，贲门周围的胃壁向后移行于胃底壁。正常食管裂孔的宽度 ≤ 21mm[2]，> 21mm 为增宽，作为诊断食管裂孔疝的标准。

1. 胸腔胃黏膜征

膈上疝内容物与膈下的胃相连，CT 增强扫描显示膈下膈上的胃黏膜强化程度一致，并可看到相互延续的现象（图 9-6、图 9-7）。

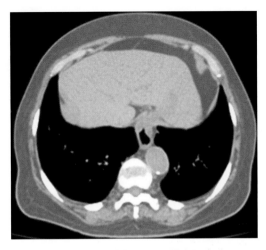

图 9-6　CT 横断面显示胃疝入胸腔

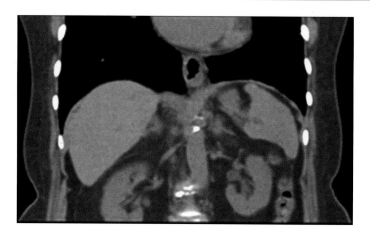

图 9-7　CT 冠状面显示胃疝入胸腔

2. 束腰征

食管裂孔处，胃被挤压变窄，形成束腰状（图 9-8）。

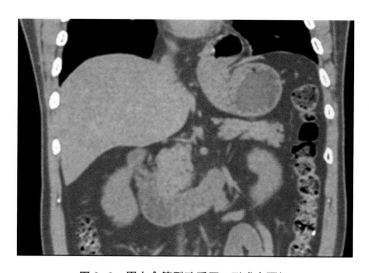

图 9-8　胃在食管裂孔受压，形成束腰征

3. 脂肪环绕征

疝囊内可以少量脂肪，环绕在囊壁内，脂肪影像可连续或不连续。

4. 电缆线征

在 CT 影像中，食管裂孔疝疝囊薄壁形似电缆线外层的绝缘皮，壁内侧的脂肪密度影恰似绝缘皮内的屏蔽网,囊内的胃和食管类似电缆线内的两根电线,胃和食管腔内的液体密度影类似线芯,整体上如同电缆的横截面。

5. 阳性血管征

有团块状的脂肪疝入膈上,具有占位效应,其内见血管影。

（二）胃食管反流病

CT 扫描下食管扩张,胃食管反流病可能性增加,心室至食管下括约肌段食管内的气泡大小和位置有诊断意义,Hashemi SJ 等发现[3]:胃食管反流病患者的气泡直径为 11.7mm,对照组为 4.32mm,有显著统计学意义。

（三）鉴别诊断

食管裂孔疝在 CT 检查中容易与以下疾病混淆。

1. 食管下段静脉曲张

食管下段静脉曲张的早期可有轻度的食管扩张表现,黏膜皱襞增厚似胃黏膜,可能导致误诊。结合肝硬化和门脉高压的表现,以及食管下段胃底及周围迂曲扩张的血管影,可鉴别。

2. 食管下段肿瘤

食管肿瘤也可引起管壁增厚和食管扩张,食管肿瘤通常表现为局限性增厚,形状不规则,恶性肿瘤还伴有淋巴结肿大。

3. 食管下段憩室

食管下段憩室呈囊袋样向外凸出,与食管胃结合部通常有一段一定长度的正常食管。

4. 膈肌提高

由于腹内压增高、胃增大等因素,使腹腔脏器顶托,膈肌抬升,但膈肌下的脏器仍位于膈肌下,位置关系不变。

（四）CT 评估项目

CT 检查对胃食管反流病、食管裂孔疝的评估,特别是手术前的评估有重要的作用。主要评估内容包括食管裂孔的面积、疝囊的体积、疝入的脏器、食管胃结合部阀瓣的功能等。

1. 食管裂孔的面积

食管裂孔的面积（hiatal surface area，HSA）的正常值为 5.84cm^2[4]，与胸围成正比，与身高、体重、体重指数和性别无关。食管裂孔疝患者的 HSA 与胃食管反流病有关，但是不能根据 HSA 判断不伴食管裂孔疝的胃食管反流病患者的病变程度[5]。在食管裂孔疝患者中，通过 CT 测量的 HSA 与术中的测量无差异[6]，因此，CT 测量 HSA 对指导手术方案的制定有重要的意义。通过多排螺旋 CT 并利用多平面重建技术进行测量[7]，可以得到精确的 HSA 数据，为制定手术方案提供评估依据。

2. 疝囊的体积及内容物

当疝囊内容物体积大，回纳后将导致腹内压明显升高，影响呼吸和循环，CT 还可以分辨疝内容物的性质和测量疝囊的容积，对食管裂孔疝进行准确分型。对于巨大的食管裂孔疝，可通过疝囊与腹腔容积的比例评价手术的危险程度[8]。

3. 食管胃结合部阀瓣的评估

现代影像学技术是活体解剖进行研究和测量的有效工具，对评估与解剖有关的功能异常有重要的意义。在胃食管反流病或食管裂孔疝中，通过 CT 测量食管胃结合部的相关解剖结构的数据，包括腹段食管长度、His 角、贲门唇、膈脚等，可以对食管胃结合部阀瓣的功能进行评估，从而为诊断和治疗提供依据。Jeon HK 等对食管胃结合部阀瓣与 His 角、食管裂孔的面积和腹段食管的长度进行研究，得出如下结果[9]，具有统计学意义。

· 食管胃结合部阀瓣分级与 His 角数据的关系为：Ⅰ级 65.2° ± 19.6°，Ⅱ级 66.6° ± 19.8°，Ⅲ级 76.7° ± 11.9°，Ⅳ级 120.0° ± 30.3°。

· 食管胃结合部阀瓣与食管裂孔面积数据的关系为：Ⅰ级 213.0 ± 53.8mm^2，Ⅱ级 232.6 ± 71.0mm^2，Ⅲ级 292.3 ± 99.2mm^2，Ⅳ级 584.4 ± 268.3mm^2。

· 食管胃结合部阀瓣与腹段食管长度数据的关系为：Ⅰ级 34.6 ± 5.8mm，Ⅱ级 32.0 ± 6.5mm，Ⅲ级 24.6 ± 7.8mm，Ⅳ级 22.6 ± 38.2mm。

所以，CT 不仅可以对食管裂孔疝进行分型，还可以对病情进行评估，是手术方案的制定的重要依据之一，在胃食管反流病和食管裂孔疝的诊治中有重大意义。高分辨率的三维 CT 检查可以直接显示食管下括约肌与膈脚的解剖和功能关系[10]，可以提供除解剖以外的功能信息，是未来发展的方向之一。

三、MR 检查

MR 检查可以达到与 CT 同样的诊断和评估价值，诊断和评估思路与 CT 相同，但 MR 较 CT 具有更高的软组织分辨率，比 CT 有更好的应用前景。实时 MR 技术可以显示吞咽时食团的传输情况、食管的运动和食管括约肌的变化情况[11]，对食管的运动和功能进行评估，相对于高分辨率食管测压和 24h 阻抗检测，可以从另一个角度评估食管的运动和功能。在临床上，吞咽时 MR 检查可用于手术失败病例的评估[12]，再次制定手术方案。动态实时 MR 可以达到内镜下食管胃结合部阀瓣的评估效果，实时 MR 检查还可以发现内镜评估与静态 MR 检查无法发现的隐匿食管裂孔疝[13]，是一项非常有前景的检查。

四、超声检查

在胃内充盈造影剂的情况下，超声造影检查可以准确测量腹段食管的长度和 His 角，对辅助寻找胃食管反流解剖学病因有一定的价值[14]。

五、肺部表现

特发性肺纤维化（idiopathic pulmonary fibrosis，IPF）是指原因不明、出现于成人、局限于肺、进行性致纤维化的间质性肺炎，其组织学和胸部 CT 表现为普通型间质性肺炎。特发性肺纤维化的病因不清，但在 IPF 患者中，伴有食管裂孔疝者较无食管裂孔疝者死亡率明显升高。IPF 可能是由胃食管反流引起[15]，通过 CT 检查发现对于 IPF 患者，需要注意食管裂孔疝的可能，注意仔细阅片，以发现食管裂孔疝的影像特征。此外，由于胃食管反流常导致吸入性肺炎，发现无明确外部原因的吸入性肺炎，也应注意胃食管反流病或食管裂孔疝的可能。

（张辉　李亮）

参考文献

[1] 王爱英, 张耀朋, 魏慧. 上消化道造影对胃食管反流病的诊断价值 [J]. 中国医师进修杂志, 2015, 38(1):14–17.

[2] 周彤, 周锐志, 任延德, 等. 螺旋 CT 下食管裂孔疝特征性分析 [J]. 中华胃食管反流病电子杂志, 2017, 4(1):11–15.

[3] Hashemi SJ, Javad Moosavi SA, Idani E, et al. Association of esophageal dilatation in

chest CT scan with gastroesophageal reflux disease: A case control study [J]. Monaldi Arch Chest Dis, 2018, 88(2):914.

[4] Shamiyeh A, Szabo K, Granderath FA, et al. The esophageal hiatus: what is the normal size? [J]. Surg Endosc, 2010, 24(5):988–991.

[5] 卢健，朱敬荣，嵇振岭 . 食管裂孔表面积与食管裂孔疝及胃食管反流病的相关性分析 [J]. 东南大学学报（医学版），2019, 38(6):971–974.

[6] Boru CE, Rengo M, Iossa A, et al. Hiatal Surface Area's CT scan measurement is useful in hiatal hernia's treatment of bariatric patients [J]. Minim Invasive Ther Allied Technol, 2021, 30(2):86–93.

[7] 卢健，嵇振岭 . 食管裂孔的形态学研究进展 [J]. 中华疝和腹壁外科杂志（电子版），2019,13(2):97–100.

[8] 李辉，张梦琪，王艳，等 . 食管裂孔疝多层螺旋 CT 容积测量的临床应用 [J]. 中华胃食管反流病电子杂志，2016, 3(3):128–131.

[9] Jeon HK, Kim GH, Lee NK, et al. Analysis of computed tomographic findings according to gastroesophageal flap valve grade [J]. Korean J Intern Med, 2018, 33(2):295–303.

[10] Mittal RK, Zifan A, Kumar D, et al. Functional morphology of the lower esophageal sphincter and crural diaphragm determined by three-dimensional high-resolution esophago-gastric junction pressure profile and CT imaging [J]. Am J Physiol Gastrointest Liver Physiol, 2017, 313(3):G212–G219.

[11] Seif Amir Hosseini A, Beham A, Uhlig J, et al. Intra-and interobserver variability in the diagnosis of GERD by real-time MRI [J]. Eur J Radiol, 2018, 104:14–19.

[12] Arnoldner MA, Kristo I, Paireder M, et al. Swallowing MRI-a reliable method for the evaluation of the postoperative gastroesophageal situs after Nissen fundoplication [J]. Eur Radiol, 2019, 29(8):4400–4407.

[13] Seif Amir Hosseini A, Uhlig J, Streit U, et al. Hiatal hernias in patients with GERD-like symptoms: evaluation of dynamic real-time MRI vs endoscopy [J]. Eur Radiol, 2019, 29(12):6653–6661.

[14] 邵荣瑢，李阳，葛思堂，等 . 胃超声造影对胃食管反流解剖学病因的临床诊断价值 [J]. 蚌埠医学院学报，2019, 44(1): 101–103.

[15] Tossier C, Dupin C, Plantier L, et al. Hiatal hernia on thoracic computed tomography in pulmonary fibrosis [J]. Eur Respir J, 2016, 48(3):833–842.

第 10 章

胃食管反流病与食管裂孔疝的诊断、综合评估与治疗概述

虽然部分胃食管反流病无合并食管裂孔疝，但食管裂孔疝是胃食管反流病的常见病因之一，食管裂孔疝与胃食管反流病常常同时存在，在诊断和治疗上也常常需要同时考虑，尤其是在外科治疗上，两者的关系更加明显。

一、症状的鉴别诊断

胃食管反流病是常见病，典型症状为烧心和反酸，但胃食管反流病临床表现多样，许多患者表现为不典型症状，而这些不典型症状又是其他常见疾病的临床表现，因此在首先考虑常见病和多发病的临床思维下，往往导致误诊或漏诊，需要注意鉴别。此外，出现典型的反流症状也不一定都是胃食管反流病，自身免疫性萎缩性胃炎也经常出现反流症状[1]，并且质子泵抑制剂治疗往往无效，也可能误诊为难治性胃食管反流病。

（一）食管源性胸痛与心源性胸痛

在临床上，常将胸痛分为心源性胸痛（cardiac chest pain，CCP）和非心源性胸痛（non-cardiac chest pain，NCCP）。NCCP 是指排除心脏原因外仍无法与缺血性心脏病鉴别的反复发作性胸痛，由食管疾病或运动异常引起的 NCCP 被称为食管源性胸痛。多数情况下内脏本身无直接的痛觉感受，内脏的痛觉通常由与交感神经伴行的内脏感觉神经传导，内脏的痛觉表现为同一脊髓节段发出的体表感觉神经感受区域的痛觉，如急性阑尾炎早期，没有出现腹膜炎的时候，

表现为脐周或上腹部疼痛，其本质是一种牵涉痛，称为类似内脏痛。另一种内脏痛是真性内脏痛，在临床表现上，是一种弥散、定位模糊的器官本身的疼痛，例如肠绞痛和膀胱过渡充盈引起的疼痛，可以感受到大概的部位，但多数情况下内脏痛表现为胸腹部中线部位的疼痛，疼痛有大概的区域，但是无法准确定位，通常被患者描述为模糊的、难以辨别的感觉。真性内脏痛的疼痛部位通常在下胸部或上腹部，包括心脏、食管、肺等器官，因此，不同的病变部位疼痛出现区域基本相同，没有器官特异性。

1. 食管源性胸痛与心源性胸痛的原理

食管的内脏感觉由与迷走神经伴行的内脏感觉神经传导，最终进入延髓，此外迷走神经还传导食管的压力和膨胀感。交感神经感觉纤维与心脏的痛觉有关，心脏的交感神经传入纤维汇入脊髓的 C1~C5 和 T1~T4（T5），传导心脏的痛觉，如心绞痛等，心脏与肝脏、胆囊及肝外胆道的传入神经具有一定的重叠，在解剖上可以形成内脏 - 内脏汇聚的基础，形成相互之间的内脏敏化基础，产生内脏 - 内脏牵涉痛，因此，肝胆的疾病可引起心前区的疼痛，也可加重心脏病引起的疼痛，这种效应被称为胆心综合征。心脏的痛觉传入神经比较复杂，还有很多不明确的地方，有研究认为 [2]：迷走神经和交感神经的传入纤维均传导心脏的痛觉，心前区多由交感神经分布，下壁迷走神经占优势，因此心脏不同的部位缺血时，疼痛倾向于出现的体表部位不同，但这种区别不稳定，有重叠。因此，食管和心脏的痛觉都存在由迷走神经传导的现象，理论上存在内脏 - 内脏牵涉痛的可能，形成类似胆心综合征的现象，即食管的刺激可以引起心脏病类似的疼痛或加重心脏病的疼痛感受，反之亦然，但这个机理是否是胸痛难以鉴别的原因，尚无相关的研究报道支持。心肌的压力与牵张刺激，经迷走神经的心支传导至延髓，参与心血管反射，与痛觉无关。迷走神经的内脏感觉神经还分布于主动脉弓、呼吸系统和消化系统，但腹腔脏器的内脏痛觉由交感神经支配。迷走神经的体表感觉神经主要分布于外耳道及耳郭皮肤，如果按照牵涉痛的原理，应该表现为耳郭周围皮肤和外耳道的疼痛，但这种情况在临床上从未被观察到，因此食管和心脏的内脏痛都属于真性内脏痛，表现为胸部正中，即胸骨部位或胸骨后疼痛，造成了食管源性胸痛与心源性胸痛鉴别诊断困难。其他非心源性胸痛，如气管、支气管或肺部疾病，也表现为胸骨后疼痛，也是心源性胸痛与非心源性胸痛难以鉴别的原因之一。

2. 食管源性胸痛的特点

胃食管反流病引起的 NCCP 占食管源性胸痛的 30%~60%[3]，基于高分辨率食管测压发现无效食管蠕动占 NCCP 的 25.53%[4]，与无效食管蠕动导致酸的清除效率降低有关[5]。胃食管反流病引起的胸痛表现为胸部正中或胸骨后的疼痛，主要位于胸骨接近胃的部位，同时伴有反酸、烧心、嗳气等其他反流症状，多发生于进食后，可同时伴有肠易激综合征等其他胃肠道疾病或症状。有时患者只表现为胸痛，而无其他症状，单纯根据症状诊断困难，需要借助胃镜、高分辨率食管测压、24 小时阻抗监测等检查协诊断。

3. 心源性胸痛的特点

心源性胸痛是由于心脏疾病，特别是心肌缺血性疾病引起。缺血性心脏病表现为心前区或胸骨后压迫性闷痛或撕裂样疼痛，可伴有左肩部、左胸壁内侧、背部疼痛，低血压，心律失常等，常在劳累、心情激动或运动时诱发，服用硝酸甘油可缓解。心肌梗死者，患者可有濒死感，且伴有气短和呼吸困难。不典型者可表现为腹胀、上腹部或剑突下疼痛、恶心、呕吐等，往往导致误诊。心电图和心肌酶检查是主要的辅助检查。

4. 诊断试验

典型的食管源性胸痛与心源性胸痛容易鉴别，不典型者鉴别诊断困难，有时两者也可合并存在，更加重了诊断和鉴别诊断的难度。对于难以鉴别者，可以进行诊断试验来鉴别，主要的诊断试验如下。

1）质子泵抑制剂试验

观察症状对短期质子泵抑制剂胃酸抑制治疗的反应称为质子泵抑制试验，使用质子泵抑制剂可以消除或减轻疼痛者，症状评估减少 50% 被定义为试验结果阳性[6]，并提示胃食管反流病，可认为是食管源性疼痛，无减轻者为食管外疾病引起。质子泵抑制剂试验并不是完全建立在胃食管反流病病理生理的基础上，因此不能作为完全的诊断与排除依据。

2）食管滴酸试验

在食管下括约肌上 10cm 放置导管，以 10mL/min 的速度滴注 0.1mol/L 的盐酸，如试验可诱发胸痛（或伴有烧灼感），即可以确诊为食管源性胸痛。

3）依酚氯铵试验

按 80mg/kg 或总量 10mg 的剂量注射依酚氯铵，每 5~10min 吞咽 5~10mL 水，30~60s 后可引起食管收缩，诱发胸痛，一般持续 10min。

质子泵抑制剂试验简单易行，敏感性好，但特异性较低[7]，在临床上应用较为广泛， Durazzo M 等认为[8]：质子泵抑制剂试验是怀疑食管外症状的一线诊断策略，食管滴酸试验主要的目的是发现食管感觉敏感的患者，而依酚氯铵试验可发现食管动力异常引起的 NCCP。以上试验有时会被高分辨率食管测压和24h 阻抗监测所代替，但也有其无法替代的优点，在无相关设备条件下，这些诊断试验也是重要的诊断手段之一。

（二）嗳气与打嗝

嗳气是胃食管反流病中的气体反流的表现，有的方言将嗳气称为"打饱嗝"所以往往被当作打嗝，有的专著或文献也将胃食管反流病这个症状描述为打嗝。打嗝与嗳气是本质不同的生理过程，打嗝伴有膈肌的痉挛性收缩和急促的气体排出，患者无法控制；而嗳气无膈肌痉挛，为食管下括约肌松弛，使胃内的气体经食管排出，一般速度较为缓和，但嗳气速度较快时，气体的反流排出速度也较快，可类似打嗝，需注意鉴别。

（三）胃食管反流病性咳嗽与一般原因的咳嗽

胃食管反流病性咳嗽（gastroesophageal reflux induced cough，GERC）为反流物刺激咽部或气管引起，无季节性，一般为单纯性咳嗽，表现为慢性咳嗽和持续性清嗓。平卧位容易反流并使反流物潴留于咽部或进入气管，因此，咳嗽发生在平卧时，患者常在半夜熟睡时被呛醒并咳嗽，也可能早上起床时出现习惯性咳嗽清嗓行为。一般的咳嗽为咽炎或呼吸道感染引起，多数有季节性，可咳出浓痰或伴有啰音，与胃食管反流病的咳嗽特点不同。

（四）食管源性哮喘与支气管哮喘

支气管哮喘是一种以过敏性因素导致的气道炎症和气道高反应性为基础的疾病，其病理生理基础为小支气管的痉挛，表现为发作性哮鸣音和呼气性呼吸困难，患者往往觉得无法呼气，严重者被迫采用坐位或端坐呼吸，甚至出现发绀，听诊可闻及以呼气相为主的哮鸣音，呼气时间延长。哮喘可自行缓解或使用支气管舒张药物后缓解。胃食管反流病引起的哮喘与吸入性肺炎的原理相同，为胃酸等物质刺激气管引起平滑肌收缩。若被刺激的气管为半径相对较大的支气管，可引起气管痉挛，有时伴有声门禁闭，导致窒息，有生命危险。食管源性气管声门痉挛与支气管哮喘的原理不同，往往发生在平卧位或半夜，支气管舒张药物效果不明显。

由于临床医生在诊断时常首先考虑常见病和多发病，而这些症状也是其他常见病多发病的常见症状，如对这些症状不加以仔细分析，常常容易被定向思维混淆。在诊断胃食管反流病时，需要注意仔细询问和鉴别，但是患者对症状的感受个体差异很大，理解能力和表达能力也有差别，因此即使认真细致地询问病史也不一定能得到可以作为鉴别诊断的关键信息，需要以病理生理为基础，全面分析症状之间的联系。

二、实验室检查

胃蛋白酶由胃黏膜的主细胞分泌，如果食管或更近端出现胃蛋白酶，即提示胃食管反流，可以为生理性反流或病理性反流。唾液胃蛋白酶可用于胃食管反流病的诊断，是较为简便和无创的检查手段之一。检查是方法为：反复咳嗽清嗓，收集 1mL 唾液，并进行化验，一般采用 2~3 次检测。一次或多次化验结果为阳性提示胃食管反流病；所有结果阴性，可排除反流；结果为弱阳性而无阳性结果，提示生理性反流。

三、诊　断

根据典型的临床表现容易进行胃食管反流病的诊断，而食管裂孔疝的诊断需要借助影像学检查来确诊。当临床表现不典型时，或只表现为食管外症状者，结合内镜、高分辨率食管测压和 24h 阻抗监测，可以做出正确的诊断。唾液胃蛋白酶检查目前开展的医疗机构不多，但简单易行，可作为诊断或筛查的手段之一。胃食管反流病与食管裂孔疝的临床表现在本书已经有详细的描述，可以参阅相关章节。食管、气管、支气管和心脏的内脏感觉神经通路复杂，并相互交织在一起，导致临床表现重叠，因此胃食管反流病的不典型症状和食管外症状相当广泛。对不典型病例，诊断的关键是能想到胃食管反流病，并结合其病理生理进行分析和针对性检查，可以最大限度增加诊断的准确率。胡志伟等全面总结了这些典型、不典型或可能相关的症状 [9]（表 10-1），对提示诊断有参考意义。

四、综合评估

在临床上，对于典型的病例，根据临床表现和内镜检查就可以进行比较符合治疗需要的评估，但对于复杂的病例、不典型的病例和计划手术的病例，需要进行全面的评估，包括：①从胃、食管到食管外（咽部、呼吸系统）的评估；②从解剖到功能的评估；③注意躯体化症状与心理问题（表 10-2）。

表 10-1　胃食管反流病的典型症状、不典型症状或可能相关的症状

典型症状	不典型或可能相关的症状					
反酸	胸痛	眼干	口腔溃疡	吞咽困难	支气管扩张	房性期前收缩
反食	嗳气	眼胀	舌炎	喉痉挛	肺纤维化	室性期前收缩
烧心	腹胀	眼痒	打喷嚏	喉部发紧	阻塞性睡眠呼吸暂停低通气综合征	窦性心动过缓
	吞咽困难	视物不清	鼻干、鼻痛	声音嘶哑	气道狭窄	传导阻滞
	上腹痛	流泪	流涕	打鼾	睡眠障碍	房颤
	呕吐	耳鸣	鼻后滴流	咳嗽、呛咳	自主神经紊乱	高血压
	便秘	耳痒	鼻塞	咳痰	胸痛、背痛	下肢水肿
	肠易激惹	听力下降	鼻窦炎	喘息	胸骨后不适	晕厥
	腹泻	耳痛	咽干	胸闷、气短	背部压迫感	足跟痛
	大便不成形	中耳炎	咽痒	憋气	颈肩痛	四肢瘫软
	呃逆	口干	咽痛	上感	心悸	四肢麻木
	头痛	口水多	咽部异物	支气管炎	心律失常	四肢发凉
	头晕	口臭	清嗓	肺炎	心动过速	……

表 10-2　胃食管反流病、食管裂孔疝综合评估

项目	内容或检查方法
生活习惯	饮食、茶、咖啡、烟酒、工作等
胃食管症状	烧心、反酸、上腹部烧灼感等
食管外症状	咽部不适、咳嗽、哮喘等
体格检查	体重、BMI、肺部停诊、牙齿内侧面有无腐蚀、咽部有无红肿
解剖情况	高分辨率食管测压、CT、MR、上消化道造影
胃食管结合部阀瓣（解剖）	胃镜、CT、MR
食管黏膜情况	胃镜、上消化道造影
食管蠕动情况	高分辨率食管测压、上消化道造影
反流性质和特点	24h 阻抗分析、上消化造影

项目	内容或检查方法
食团运动和传输特点	24h 阻抗分析、实时 MR
食管敏感性增加	24h 阻抗分析
鉴别诊断	食管滴酸试验、质子泵抑制剂试验、依酚氯铵试验
精神、心理	心理评估

以上评估包含了从病史、体格检查到器械检查等全面信息，可以根据各医疗机构的具体条件选择性组合。原则上，除了病史和体格检查信息外，综合评估需要以下 5 个方面的信息，包括解剖情况、胃食管结合部阀瓣、食管黏膜情况、食管运动及反流情况。如无以上改变，需要注意食管高敏性导致的胃食管反流症状。心源性胸痛与非心源性胸痛患者都有较高比例的心理异常，非心源性胸痛的远期心理问题更加明显[10]，需要注意心理评估和干预。对于手术患者、有躯体化症状的患者和难治性胃食管反流病患者，心理评估是重要的诊治措施之一。

五、治疗概述

胃食管反流病和食管裂孔疝病情差异很大，治疗手段也有很大的特异性，并涉及多学科问题，需要在综合评估的基础上，制定个体化的治疗方案，通常情况下，这是一个逐渐进阶的治疗。

（一）一般治疗

一般治疗主要是生活调整与体重控制，包括避免辛辣刺激性食物、戒酒、规律饮食、避免睡前进食、睡眠时抬高床头、减重。这些措施对控制胃食管反流病可发挥一定的作用，但效果有限，有的患者也难以长期坚持。一些新的措施正在探索中，Körner P 等[11]研究发现氟化物凝胶可以有效保护胃食管反流物对牙釉质的腐蚀。

（二）药物治疗

口服抑制胃酸药物是胃食管反流病的主要内科治疗措施，主要药物包括 H_2 受体拮抗剂和质子泵抑制剂。H_2 受体拮抗剂治疗胃食管反流病的效果相对较差，只有少数患者可以达到完全缓解。质子泵抑制剂较 H_2 受体拮抗剂能更好地控制症状，可作为胃食管反流病的一线药物。抑制胃酸药物治疗的缺点是停药后症状很快复发，往往需要长期用药，但长期用药后药效逐渐降低，需要加大用药剂量。黏膜阻隔剂和促进胃肠动力的药物也常用于胃食管反流病的治疗，如硫糖铝、莫沙必利、多潘立酮等。联合使用质子泵抑制剂和促胃肠动力药较单独应用质子泵抑制剂有更好的疗效[12]，有时还在此基础上联合使用黏膜阻隔剂。但是以上药物主要针对酸反流，在碱反流或混合反流的病例中效果较差。抑酸治疗可以缓解反流性食管炎和胃食管反流病的症状，但对胃食管反流病引起的呼吸道等症状的改善作用不大。

（三）Stretta 射频消融治疗

Stretta 射频消融治疗的原理是在内镜的指导下使用特殊装置，将电极刺入胃食管连接部以上的食管肌层，通过射频消融的能量，使肌层纤维化，达到缩小食管下段内径的目的，增加食管下括约肌压力，从而阻止反流。但是这种治疗短期疗效满意[13]，其原理与食管胃结合部的抗反流原理不完全相符，远期效果较差。

（四）内镜下治疗

内镜下治疗可以达到真正的无创治疗，是非常有研究前景的治疗方式。目前内镜治疗包括内镜下缝合术、内镜下胃底折叠术和内镜下黏膜切除术。本质上 Stretta 射频消融治疗是在内镜指导下进行，因此常与内镜下缝合术和内镜下胃底折叠术统称为腔内治疗。

1. 内镜下缝合术

内镜下缝合术是使用特殊装置，在内镜下将胃食管连接部的胃皱襞缝合，以缩窄该区域，达到抗反流的目的。手术后症状改善明显，但不改善酸暴露的情况，手术原理也不是针对食管胃结合部的抗反流机制进行设计，远期疗效差，目前该缝合装置已经停产，无新的临床应用。

2. 内镜下胃底折叠术

由于使用的器械不同，目前常见的内镜下胃底折叠术可分为 EsophyX 手术和 MUSE 系统的手术，分别称为经口无切口胃底折叠术和使用 MUSE 系统的内镜下胃底折叠术（medigus ultrasonic surgical endostapler，MUSE）。随着新器械的开发，新的术式也将不断出现，其原理都是在内镜下将胃底和食管钉合或缝合在一起，重建了 His 角和重建贲门唇的作用，同时胃底与食管紧密缝合在一起，起到保持腹段食管长度的作用，可以达到类似胃底折叠手术的抗反流原理，但无法对食管裂孔疝进行修补，因此适用于无食管裂孔疝的胃食管反流病，例如，内镜评估食管胃结合部阀瓣Ⅱ级，CT检查无食管裂孔疝。内镜治疗失败的案例，可以通过腹腔镜下胃底折叠术补救治疗，但不同内镜胃底折叠术对解剖改变的影响不同，对补救手术实施的影响不同[14]，手术前注意需要注意分析，预测手术重建的难度。

3. 内镜下抗反流黏膜切除术

在内镜下剥除巴雷特食管的治疗中，许多患者报告术后反流症状明显减轻，受这个经验启发，在内镜下切除胃食管连接部小弯侧270º的胃黏膜，切除后黏膜愈合，瘢痕收缩，可以牵拉周围的黏膜，形成新的贲门唇，达到重建食管胃结合部阀瓣的目的，发挥抗反流的作用，这种治疗方式被称为内镜下抗反流黏膜切除术（antireflux mucosectomy，ARMS）[15]。目前报告的病例治疗效果较好，但还需足够长的时间去验证。

（五）外科手术

外科手术治疗主要用于：长期需要药物维持治疗，药物治疗失败，并伴食管裂孔疝的患者。药物治疗失败是指：经足量抑酸药物治疗，反流性症状仍持续存在。足够抑酸药物治疗的标准在不同的国家和地区不同，一般的标准是规范使用质子泵抑制剂至少3个月。手术治疗的原理是：重建食管胃结合部阀瓣、修补食管裂孔疝，恢复食管腹段的长度，从而重建食管胃结合部的抗反流机制。可以通过开腹手术进行，也可以通过腹腔镜技术实施，有多种术式可以选择。

1. 磁性括约肌技术

磁性括约肌增强术（magnetic sphincter augmentation，MSA）通过手术方法，将串珠状的磁性括约肌增强器（magnetic sphincter augmentation device，MSAD）植入到食管下括约肌的位置，由磁珠的相互吸引作用关闭食管下段，起到抗反流的作用。进食时，食管的传输作用可以突破磁珠间的磁性吸引力，顺利将食团传输到胃内，因此可以正常完成吞咽和食管传输功能。在进行磁珠植入手术的同时，也可以进行食管裂孔疝的修补。磁性括约肌技术是目前的新技术，其有效性和安全性没有得到充分验证[15]。

2. 胃底折叠术

胃底折叠术是目前的主流抗反流手术，其原理是：胃底在食管下段折叠后，重建了食管胃结合部的阀瓣结构，同时也保持了食管腹段的长度。在胃扩张时，胃底可以压迫食管下段，起到括约肌的作用，因此可以有效发挥食管胃结合部的抗反流作用。目前，腹腔镜下的胃底折叠术已经成为抗反流手术的标准术式，手术后可取得立竿见影的效果，多数患者术后症状即消失，因此往往有很好的感受，手术近期及远期效果均理想。根据胃底折叠的方向不同，可以分为贲门前折叠和贲门后折叠，根据胃底是否完全包绕食管，可以分为完全胃底折叠术和部分胃底折叠术，每一种术式都可以达到理想的效果。

3. Roux-en-Y 手术

在无法实施胃底折叠术时，Roux-en-Y 手术是最后的选择，使 Y 臂的两个吻合口之间至少保持 45cm 的距离，可以有效防止胃肠道内容物的反流，但是这种术式在临床上应用较少，一般用于胃大部分切除术后严重反流的治疗，将原来的消化道重建方式改为 Roux-en-Y，可以有效治疗消化道重建后的反流问题。

（六）电刺激疗法

通过对食管下括约肌或膈脚的康复措施，恢复或加强其收缩功能，可以有效加强食管胃结合部的抗反流机制。

1. 电刺激疗法

电刺激疗法（electric stimulation therapy，EST）是通过手术的方法在食管下括约肌植入电极，全天持续向其发出脉冲刺激，以恢复食管下括约肌的功能，从而发挥抗反流的作用，这是一种促进食管下括约肌功能恢复的康复治疗措施。这种疗法尚处于探索阶段，有效性和安全性尚缺乏验证[16]。

2. 膈肌生物反馈治疗

腹式呼吸时膈肌的收缩和舒张明显加强，同时也使膈脚的收缩加强，腹式呼吸训练可以锻炼膈脚的功能，从而更有效发挥抗反流的作用。呼吸训练需要在专业的康复师指导下进行，吸气是锻炼呼吸机的主要办法，并以锻炼膈肌为主，一般的办法是每天 1 次，每次 30~40min，或每天 2 次，每次 15~20min，每周锻炼 5d，一般持续锻炼 5 周以上，膈肌细胞的功能和肌细胞才能发生适应性的变化，有效减少反流的发生[17]。Botha 等报道[18]：深呼吸训练能有效改善由滴酸试验诱发的食管痛觉过敏现象，膈肌生物反馈对非心源性疼痛有治疗作用。

Rabach L 等认为[19]：胃底折叠术仍然是胃食管反流病合并食管裂孔超过

2cm、巴雷特食管和（或）C 级和 D 级糜烂性食管炎患者的标准治疗；对于无并发症的胃食管反流病患者，MSA 似乎是一种可行的选择，它比胃底折叠技术标准化程度更高，术后副作用更少；对于拒绝手术治疗的难治性胃食管反流病患者，经口无切口胃底折叠术（TIF）仍然是一种选择。从创伤的角度看，胃食管反流病、食管裂孔疝的进阶治疗，通常是以多学科讨论为基础，从内科治疗到内镜治疗，再从内镜治疗到手术治疗，但内镜治疗在国内尚缺乏必要的器械，外科治疗又是一种成熟的治疗方法，因此，进阶治疗往往是从内科治疗到外科治疗的过程。由于胃食管反流病和食管裂孔疝的特殊性，成功治疗不仅取决于技术的成功，还与患者本身对治疗的感受有很大的关系，在整个治疗过程中，必须关注治疗是否可使患者症状消失或明显减轻，以及患者是否存在心理问题。

（李亮　林煜光　洪楚原）

参考文献

[1] Pilotto V, Maddalo G, Orlando C, et al. Objective evidence of gastro-esophageal reflux disease is rare in patients with autoimmune gastritis [J]. J Gastrointestin Liver Dis, 2021, 30(1): 30–36.

[2] 陆智杰, 虞大为, 顾卫东, 等. 内脏痛——基础与临床(第 2 版)[M]. 北京: 科学出版社, 2018: 367.

[3] Park SH, Choi JY, Park EJ, et al. Prevalence of gastrointestinal diseases and treatment status in noncardiac chest pain patients [J]. Korean Circ J, 2015, 45(6): 469–472.

[4] 阿不来克木·马合木提, 买买提·依斯热依力, 阿里木·买买提, 等. 胃食管反流病相关非心源性胸痛患者食道患病率调查研究 [J]. 中华胃食管反流病电子杂志, 2020, 7(2): 93–97.

[5] 阿不来克木·马合木提, 买买提·依斯热依力, 赵新胜, 等. 食管混合性酸反流和低动力在非心源性胸痛发作的作用研究 [J]. 中华胃食管反流病电子杂志, 2019, (3): 121–125.

[6] 吴继敏, 胡志伟. 胃食管反流病诊断与治疗 [M]. 天津: 天津科技翻译出版有限公司, 2020:29–46.

[7] Vardar R, Keskin M. What is the place of empirical proton pump inhibitor testing in the diagnosis of gastroesophageal reflux disease? (Description, duration, and dosage) [J]. Turk J Gastroenterol, 2017, 28(Suppl 1):S12–S15.

[8] Durazzo M, Lupi G, Cicerchia F, et al. Extra-Esophageal Presentation of Gastroesophageal Reflux Disease: 2020 Update [J]. J Clin Med, 2020, 9(8):2559.

[9] 胡志伟, 汪忠镐, 吴继敏, 等. 胃食管反流病：胃食管气道反流的多学科研究和实践 [J]. 中华胃食管反流病电子杂志, 2015, (3): 165–170.

[10] 王华军, 沙卫红, 邝惠冰, 等. 心源性胸痛与非心源性胸痛患者焦虑抑郁情绪对比分析 [J]. 岭南心血管病杂志, 2017, 23(6):792–794.

[11] Körner P, Georgis L, Wiedemeier DB, et al. Potential of different fluoride gels to prevent erosive tooth wear caused by gastroesophageal reflux [J]. BMC Oral Health, 2021, 21(1):183.

[12] Jung DH, Huh CW, Lee SK, et al. A systematic review and meta-analysis of randomized control trials: combination treatment with proton pump inhibitor plus prokinetic for gastroesophageal reflux disease [J]. J Neurogastroenterol Motil, 2021, 27(2):165–175.

[13] Kalapala R, Shah H, Nabi Z, et al. Treatment of gastroesophageal reflux disease using radiofrequency ablation (Stretta procedure): An interim analysis of a randomized trial[J]. Indian J Gastroenterol, 2017, 36(5):337–342.

[14] Toydemir T, Yerdel MA. Laparoscopic antireflux surgery after failed endoscopic treatments for gastroesophageal reflux disease [J]. Surg Laparosc Endosc Percutan Tech, 2011, 21(1):17–19.

[15] Kushner BS, Awad MM, Mikami DJ, et al. Endoscopic treatments for GERD [J]. Ann N Y Acad Sci, 2020, 1482(1):121–129.

[16] Stanak M, Erdos J, Hawlik K, et al. Novel surgical treatments for gastroesophageal reflux disease: systematic review of magnetic sphincter augmentation and electric stimulation therapy [J]. Gastroenterology Res, 2018, 11(3):161–173.

[17] 查倩倩, 钮美娥, 赵媛媛, 等. 胃食管反流病患者进行呼吸训练的研究进展 [J]. 中华护理杂志, 2018, 53(10): 1259–1263.

[18] Botha C, Farmer AD, Nilsson M, et al. Preliminary report: modulation of parasympathetic nervous system tone influences oesophageal painhypersensitivity [J]. Gut, 2015, 64(4): 611–617.

[19] Rabach L, Saad AR, Velanovich V. How to choose among fundoplication, magnetic sphincter augmentation or transoral incisionless fundoplication [J]. Curr Opin Gastroenterol, 2019, 35(4):371–378.

第 11 章

胃食管反流病的药物治疗

多数胃食管反流病以酸反流为主，因此胃食管反流病的药物治疗的主要措施为抑制胃酸分泌、阻止胃酸对食管的刺激和损害。药物治疗的主要作用是症状管理和治疗反流性食管炎的黏膜损害，无法做到彻底治愈疾病。该病需要长期用药，因此需要注意长期用药的副作用问题。也有部分胃食管反流病以碱反流为主，或酸碱混合反流，这种情况抑酸治疗往往效果不佳。

一、质子泵抑制剂

胃酸的生成在壁细胞内进行，其分泌受神经内分泌机制的调控，阻断胃酸的生成和分泌是抗酸药物发挥作用的主要原理。

（一）质子泵生成胃酸的原理

壁细胞也称为泌酸细胞，细胞内有很多细胞内分泌小管与胃底腺腔相连，是生成和分泌胃酸的部位。壁细胞内合成盐酸的过程是一个耗能的过程，胃酸的 H^+ 来源于 H_2CO_3，在分泌小管的 H^+-K^+ATP 酶（质子泵）的作用下，每消耗一个 ATP，质子泵将 1 个 H^+ 转运进分泌小管，同时将分泌小管 1 个 K^+ 转运出分泌小管，同时分泌小管的 K^+ 通道和 Cl^- 通道开放，K^+ 和 Cl^- 同时进入分泌小管，Cl^- 与 H^+ 形成盐酸。在形成 HCl 的过程中，HCO_3^- 被排出细胞，进入血液循环，这个排出 HCO_3^- 的过程称为碱潮，被身体其他来源的 H^+ 所中和，保持机体酸碱平衡的稳定。

（二）质子泵抑制剂的药代动力学特点与疗效的关系

质子泵抑制剂有良好的脂溶性，可以通过壁细胞的细胞膜进入细胞内，转变为次磺酰胺类化合物的活性形式，与 H^+-K^+ATP 酶（质子泵）上的半胱氨酸残基形成二硫键，不可逆地抑制其功能，阻止 HCl 的生成，使其他促进胃酸分泌的环节均不能发挥作用，因此对各种原因引起的胃酸分泌都有很好的抑制作用，可有效地控制胃酸的分泌，成为胃食管反流病的一线治疗药物。以质子泵抑制剂代谢的关键环节的特点作为用药的时机，可以得到疗效的最大化，要点如下 [1]。

1. 质子泵抑制剂的用药时机

质子泵抑制剂仅能与处于泌酸状态的质子泵结合，抑制餐后胃酸分泌效果理想，因此一般推荐餐前 30min 服用，以使药物富集在分泌小管的时间与处于最大剂量泌酸状态的质子泵时机上相配合，发挥最大的抑制作用。

2. 质子泵抑制剂的半衰期

质子泵抑制剂的半衰期一般为 1h，未激活的质子泵可能在质子泵抑制剂被消除后激活，另外还有新生的质子泵，因此，一次用药难以抑制所有的质子泵，通常需要 3d 才能对质子泵产生最稳定的抑制结果。

3. 质子泵的半衰期

质子泵的半衰期约为 54h，每天大约有 20% 的新质子泵产生，新产生的部分质子泵处于激活状态，夜间产生速度更快。单次给药达到最佳抑制效果后，无法抑制后来新激活的质子泵的功能，需要增加给药次数才能提高抑酸效果。

（三）质子泵抑制剂的使用原则

质子泵抑制剂为胃食管反流病的一线治疗药物，中华人民共和国国家卫生健康委员会制定的《质子泵抑制剂临床应用指导原则（2020 年版）》对质子泵抑制剂在治疗胃食管反流病的应用中的指导原则如下 [2]。

·质子泵抑制剂的使用可作为胃食管反流病的初步诊断方法，质子泵抑制剂标准剂量为每天 2 次，疗程为 1~2 周，如服药后症状明显改善，可诊断为胃食管反流病。

·初始治疗方案：使用标准剂量的质子泵抑制剂，疗程至少 8 周。

·维持治疗方案：质子泵抑制剂为首选，包括按需治疗和长期治疗。非糜烂性食管炎及反流性食管炎（LA-A 和 LA-B 级）采用按需治疗，出现症状后服药，缓解后停药，或间歇治疗，剂量不变。质子泵抑制剂停药后，症状复发或仍然存在症状的患者，以及重度糜烂性食管炎和巴雷特食管患者需要质子泵抑制剂长期维持治疗，可维持原剂量或剂量减半，每天 1 次。

·优化质子泵抑制剂治疗：单剂量质子泵抑制剂治疗未完全缓解的患者，可换用另一种质子泵抑制剂治疗或将原有质子泵抑制剂剂量加倍。在使用双倍剂量质子泵抑制剂时，应分别在早餐前和晚餐前分两次服用。

·对于合并食管裂孔疝的胃食管反流病患者及重度食管炎（LA-C 和 LA-D 级）患者，质子泵抑制剂剂量通常需要加倍。

质子泵抑制剂对糜烂性食管炎效果最好，对非糜烂性食管炎的治疗效果不如糜烂性食管炎，对食管外症状，如肺和咽喉部症状，也有较好的治疗效果，对碱反流效果最差。

（四）夜间酸突破的治疗

在胃食管反流病的治疗上，维持 pH > 4 对消除症状至关重要，在应用质子泵抑制剂治疗的情况下，夜间（当晚 22 时至次日早上 6 时），胃内 pH 值 < 4 的时间超过 60min 的现象，被称为夜间酸突破。夜间酸突破是质子泵抑制剂治疗过程中疗效不佳的原因之一，其原因为：①夜间质子泵抑制剂血药浓度下降，未被结合的质子泵激活；②夜间迷走神经兴奋性增加，胃酸分泌增多；③肝药酶（CYP2C19）个体差异大，导致质子泵抑制剂的代谢个体差异大，某些个体质子泵抑制剂分解迅速。处理的方法为：①如果给药为每天 1 次，可以增加到每天 2 次；②睡前增加使用 H_2 受体阻滞剂（H_2RA）1 次。由于不同的患者症状出现的时间不同，实际应用中可以根据症状出现的时间选择适当的给药时间表[3]。

（五）常用质子泵抑制剂在胃食管反流病中的应用

1988 年奥美拉唑上市，作为首个质子泵抑制剂，在抗酸治疗上具有里程碑意义，此后新的质子泵抑制剂品种不断被开发，目前有多种质子泵抑制剂制剂供选择。理论上所有质子泵抑制剂都可以用于胃食管反流病的治疗，但是由于产品开发过程的原因，有的品种未完成临床试验或未完成申请相应的适应证，未在药品说明书上体现其在胃食管反流病治疗中的适应证（表 11-1）[4]。

表 11-1　常用质子泵抑制剂治疗胃食管反流病（反流性食管炎）的适应证

药物名称	反流性食管炎	胃食管反流病症状控制
奥美拉唑	+	+
兰索拉唑	+	-
艾司奥美拉唑	+	+
泮托拉唑	+	-
雷贝拉唑	+	-
艾普拉唑	+	-

＋表示为适应证，－表示为非适应证

　　一些新型的质子泵抑制剂类药物已经开发出来，可为临床提供更多样的选择。泰妥拉唑是一种半衰期长的质子泵抑制剂类药物，每天只给药 1 次，便可表现出更好的夜间酸控制效果。AGN-201904-Z 是奥美拉唑的前体药物，对酸稳定，不易被胃酸破坏，因此不需肠溶衣包裹，进入小肠后在整个小肠缓慢吸收，因此半衰期长，AGN-201904-Z 在体内水解为奥美拉唑，从而发挥作用，具有较好的日间和夜间酸控制效果。另一种钾竞争性阻滞剂已经在临床上使用，与质子泵抑制剂不同的是可与 H^+-K^+ATP 酶（质子泵）可逆性结合，不需质子泵被激活就可以发挥作用，这类药物包括 Linaprazan、Soraprazan、瑞伐拉赞等。此外，还有各种复方制剂也被推出市场，如质子泵抑制剂与促胃肠动力药复合制剂等。

（六）质子泵抑制剂的副作用

　　质子泵抑制剂禁用于孕妇及婴幼儿，除常见的副作用外，在长期使用质子泵抑制剂的患者中，一些与长期使用质子泵抑制剂有关的副作用可被观察到，这些副作用包括多个系统的问题。

1. 消化道菌群失衡与感染

　　长期使用质子泵抑制剂导致胃内及肠道内酸碱度改变，胃肠道内 pH 值升高，肠道环境的改变导致肠道菌群失衡。正常肠道微生态在抵抗难辨梭菌的定植中起到重要作用 [5]，因此肠道菌群失调，难辨梭菌感染等肠道感染疾病发病率升高。益生菌可产生短链脂肪酸，激活肠道的免疫系统，降低肠道的 pH 值，可以减少肠道菌群失衡 [6]，减轻由肠道菌群失衡带来的不适。对于需要长期使用质子泵抑制剂的老年患者，长期维持治疗肠道菌群失调风险更高，应尽量按需使用质子泵抑制剂 [7]。消化道菌群的失调导致反流至咽部或肺部的细菌种类出现变化，出现致病菌或条件致病菌的概率增加，因此质子泵抑制剂也可导致肺炎的发病率升高，并且在停药 1 年后风险仍然较高[8]。长期使用质子泵抑制剂的肝硬化患者细菌性腹膜炎的风险增加[9]，也可能与肠道微生态失衡及肠道细菌移位有关。

2. 矿物质吸收障碍与骨质疏松

质子泵抑制剂降低胃内的 pH 值，直接影响等营养物质的吸收，特别是影响钙和镁的吸收，同时血钙浓度的降低，导致甲状旁腺激素分泌增加，骨钙动员增加，降低骨的密度，长期使用可导致骨质疏松和病理性骨折。对于长期使用质子泵抑制剂的患者，需要定期进行骨密度检测，及时补充钙剂。低胃酸对电解质和矿物质吸收有影响，在儿童中可观察到使用奥美拉唑引起低钙血症、低镁血症和高钠血症的现象[10]。

3. 蛋白质消化异常与过敏性疾病

质子泵抑制剂药物抑制胃酸的分泌，可以降低蛋白质的消化吸收效率，导致大分子蛋白质片段增多，产生过敏原风险增加，引起过敏性疾病或嗜酸性食管炎等[11]，这类问题在儿童中更易出现。

4. 胃底腺息肉与结肠息肉

长期使用质子泵抑制剂的患者胃底腺息肉发病率增加[12]，停用质子泵抑制剂后息肉可以消退，这种现象已被广泛观察到，但质子泵抑制剂引起胃底腺息肉的具体机理尚不清楚。长期使用质子泵抑制剂还可能与结肠息肉有关，Shiratori Y 等发现长期使用质子泵抑制剂和 H_2RA 与高危结肠息肉有关[13]。

5. 肾功能损害

Wakabayashi 等发现长期使用质子泵抑制剂与老年患者肾功能下降有关[14]，国内的研究也发现在药物引起的急性肾损伤中，质子泵抑制剂与抗感染药物、利尿药为排名前 3 位的药物[15]。质子泵抑制剂引起的急性肾损伤在病理上表现为急性间质性肾炎，其机制尚不清楚，可能与质子泵抑制剂或其代谢产物沉淀在肾小球或肾小管有关，或作为半抗原结合在肾小球基底膜，引起免疫反应，长期使用质子泵抑制剂即可能导致慢性肾功能不全。

6. 肝功能损害

长期使用质子泵抑制剂除增加肝硬化患者腹膜炎的风险外，还具有增加肝性脑病、肝癌的风险。以上风险在使用质子泵抑制剂超过 1 年的患者中较为明显，但具体的机理尚不明确，其原理可能是肠道菌群的改变导致肠道代谢产物发生改变，通过肠道吸收，经门静脉进入肝脏，对肝脏产生慢性毒性作用[16]。

7. 心血管意外

在老年人群中，长期使用质子泵抑制剂者较不使用者心血管意外发生率高[17]，其具体的原因有待进一步的研究。但有些与质子泵抑制剂使用有关的心血管意外的病理生理机制比较清楚，在老年人中，质子泵抑制剂与氯吡格雷合用比较常见，质子泵抑制剂与氯吡格雷都通过肝脏细胞素色 P450 的同工酶 CYP2C19 代谢，与氯吡格雷存在代谢路径的竞争关系，降低氯吡格雷的抗血小板活性，可导致心血管事件发生率增加，测定 CYP2C19 对指导用药有重要的意义[18]。

8. 神经系统

Lai SW 等发现长期使用质子泵抑制剂与帕金森病相关[19]，长期使用质子泵抑制剂还可能导致痴呆[20]，具体的原理不清。

临床观察发现质子泵抑制剂与多种疾病有关，对某些疾病的治疗也可产生影响。Wang CJ 等发现质子泵抑制剂可显著提高乳腺癌的生存率[21]，这些研究均有统计学意义，但是否具备药理或生理机制上的联系尚无足够的证据，有的可以在病理生理上得到合理的解释，但其具体的原理仍需进一步的研究。质子泵抑制剂并发症的发生与质子泵抑制剂高暴露有关，在质子泵抑制剂的用药安全上，质子泵抑制剂的代谢与 CYP2C19 有关，奥美拉唑、泮托拉唑、兰索拉唑和右兰索拉唑被 CYP2C19 代谢，艾司奥美拉唑对 CYP2C19 的依赖性较小。基于 CYP2C19 的表型给药是理想的选择[22]：对于 CYP2C19 代谢的质子泵抑制剂，开始剂量应增加 50%~100%，可以有效控制症状，当持续使用时间 > 12 周时，对 CYP2C19 代谢的质子泵抑制剂，建议减少 50% 的剂量，以减轻毒性。但是根据 CYP2C19 用药目前还缺乏经验，国内很多单位也没有检测的条件，因此尚未广泛应用。

二、H_2 受体阻滞剂

H_2 受体阻滞剂（histamine-2 receptor antagonist，H_2RA）是早于质子泵抑制剂的高效抗酸药物，在治疗消化性溃疡等胃酸增多的疾病中，发挥重要的作用。在发现质子泵抑制剂之前，H_2RA 也是治疗胃食管反流病的重要药物，但随着质子泵抑制剂的普及，H_2RA 已不作为胃食管反流病或反流性食管炎的一线用药。

胃底腺的肠嗜铬细胞瘤细胞分泌组胺，通过与壁细胞的 H_2 受体结合，刺激细胞内的第二信使，激活 H^+-K^+ATP 酶（质子泵）而刺激壁细胞分泌盐酸。H_2RA 作用于壁细胞的 H_2 受体，从而阻断组胺对胃酸分泌的刺激作用，达到阻断胃酸分泌的作用，可以抑制基础胃酸分泌、胃泌素刺激引起的胃酸分泌、食物刺激引起的胃酸分泌。质子泵抑制剂类药物为弱碱性，可以高效聚集在分泌小管的强酸性环境下，直接阻断 H^+-K^+ATP 酶（质子泵），疗效快，而 H_2RA 与其受体为可逆性结合，并通过第二信使系统的作用，其他环节的作用仍可促进胃酸的分泌，并且长期使用 H_2RA 可以使 H_2 受体敏感性降低，而质子泵抑制剂无受体脱敏的现象，所以就药理作用而言，质子泵抑制剂较 H_2 受体阻滞剂有更好的抑制胃酸分泌的作用，这是 H_2RA 不作为胃食管反流病一线用药的原因之一。

H_2RA 最突出的特点是：抑制基础胃酸分泌和夜间胃酸分泌，但对于刺激引起胃酸分泌的抑制程度不够，并有一定的抗过敏作用[23]。因此在胃食管反流病中，H_2RA 常用于无法使用质子泵抑制剂的患者和夜间酸突破的治疗，在餐前或睡前服用效果最佳。H_2RA 有抗雄激素的作用，长期使用可导致男性乳房发育、性欲减退和勃起功能障碍、女性乳房溢乳等，此外 H_2RA 可透过血脑屏障，引起瞻望、幻觉等并发症，还可能引起间质性肾炎、肾功能障碍。

H_2RA 类药物分为三代。第一代为西咪替丁，也是第一种问世的 H_2RA；第二代 H_2RA 为雷尼替丁，疗效好，副作用少，尤其是抗雄激素作用减少，曾在国内广泛应用；第三代 H_2RA 品种较多，常见的药物有法莫替丁、罗沙替丁、尼扎替丁、乙溴替丁、拉呋替丁。第三代 H_2RA 的抗酸特点是：抗酸作用较第一代、第二代 H_2RA 明显增强，副作用减轻。国内常见的 H_2RA 见表 11-2，其中抑制胃酸分泌作用最强的为法莫替丁，抑制夜间胃酸分泌作用最强的为尼扎替丁。

表 11-2　常见 H_2RA 的药理特点

名称	疗效与西咪替丁相比	疗效与抗雄激素相比	其他药理特点
西咪替丁		明显	
雷尼替丁	强 5~8 倍	减弱	
法莫替丁	强 30~100 倍	无	
尼扎替丁	强 8.9 倍	无	可显著抑制夜间胃酸分泌 12h

三、促胃肠动力药

促动力药可以促进或改变消化道的运动，在胃食管反流病中主要的治疗原理为：①促进胃的排空，减少反流的机会；②增强食管的廓清能力，及时清除反流物；③改善食管下括约肌的力量和功能，改善抗反流的机制。因此在胃食管反流病中广泛应用。临床上一般将促胃肠动力药与质子泵抑制剂联合使用，较单独使用质子泵抑制剂有更好的疗效[24]。国内常用的药品为多潘立酮、伊托必利、西沙必利、莫沙必利。

四、阻隔剂

根据作用的原理，阻隔剂主要分为2种类型，一类结合到炎症或溃疡部位，阻止胃酸、胃蛋白酶或胆汁对病灶的损害，常用的药物为硫糖铝和枸橼酸铋钾等，另一类作用原理是药物可漂浮在胃内容物的表面，阻隔酸袋的形成，常用的药物为海藻酸盐等。硫糖铝能结合到炎症部位，阻隔胃蛋白酶和胆汁对糜烂灶的腐蚀，促进其愈合。硫糖铝不被消化道吸收，比较安全，适合于孕妇使用，但部分患者可出现便秘。硫糖铝每天用药4次，可对用药的依从性产生影响。枸橼酸铋钾也可结合到溃疡或炎症部位，但不适用于孕妇。海藻酸盐作用原理：海藻酸盐暴露于胃酸后，几分钟内形成凝胶，漂浮于胃内容物的表面，使食管胃结合部的酸袋移开，机械地防止回流，从而保护食管黏膜免受酸或非酸反流的影响。海藻酸盐可以达到以下3个作用[25]：①降低胃内容物的酸性；②防止胃内容物反流至食管，保护食管黏膜；③促动力作用，通过增加食管下括约肌的张力，加速食管、胃排空的速度。

五、疼痛调节剂

对于食管感觉过度敏感的患者，抗酸治疗往往效果差，疼痛调节剂可发挥关键的作用。常见药物为三环类抗抑郁药（丙咪嗪）、5-羟色胺选择性重摄取抑制剂，包括去甲肾上腺素再摄取抑制剂（文拉法辛）。

六、小　结

目前可用于胃食管反流病症状管理或反流性食管炎的治疗药物品种较多，治疗经验较为成熟。

·胃食管反流病的一线治疗药物为质子泵抑制剂，可根据以上原则选择质子泵抑制剂进行治疗；若发生夜间酸突破，可以在晚上增加一次质子泵抑制剂或 H_2RA。

· 根据具体的病情，可选择促胃肠动力药或（和）阻隔剂与质子泵抑制剂合用。

· 质子泵抑制剂类药物对胎儿有较大的毒性作用，且对胎儿有致死作用，H_2RA 对胎儿也有较大的影响，因此，孕妇禁用质子泵抑制剂和 H_2RA，应选择对妊娠无害的阻隔剂，如硫糖铝等。

· 质子泵抑制剂等治疗食管反流病的药物是常用药，并且需要长期使用，但这些药物也有特殊的副作用，这类问题可能被忽略，在使用前一定要阅读药品说明书，了解其药理特点。

· 药物治疗对酸反流疗效较好，对非酸反流疗效差异较大，对食管感觉敏感性高的患者，疗效也有很大差异。

（林煜光　李亮　何立锐）

参考文献

[1] 郭强，段韶军，张爱国 . 质子泵抑制剂的研究进展 [J]. 世界最新医学信息文摘，2019,19(64): 39–40.

[2] 中华人民共和国国家卫生健康委员会 . 质子泵抑制剂临床应用指导原则 (2020 年版) [J]. 中国实用乡村医生杂志 , 2021,28(1): 1–9.

[3] Wiesner A, Zwoli ń ska-Wcisło M, Paśko P. Effect of food and dosing regimen on safety and efficacy of proton pump inhibitors therapy-a literature review [J]. Int J Environ Res Public Health, 2021, 18(7): 3527.

[4] 中国药学会医院药学专业委员会，中华医学会临床药学分会，《质子泵抑制剂优化应用专家共识》编写组 . 质子泵抑制剂优化应用专家共识 [J]. 中国医院药学杂志 , 2020, 40(21): 2195–2213.

[5] Sehgal K, Khanna S. Gut microbiome and Clostridioides difficile infection: a closer look at the microscopic interface [J]. Therap Adv Gastroenterol, 2021, 14: 1–9.

[6] Hungin APS, Mitchell CR, Whorwell P, et al. Systematic review:probiotics in the management of lower gastrointestinal symptoms – an updated evidence – based international consensus[J].Aliment Pharmacol Ther, 2018, 47(8):1054–1070.

[7] 张茹，李园，马金霞，等 . 长期维持质子泵抑制剂治疗对老年人小肠细菌过度生长的

影响分析 [J]. 中华内科杂志, 2020, 59(9): 706–710.

[8] Inghammar M, Svanström H, Voldstedlund M, et al. Proton-pump inhibitor use and the risk of community-associated clostridium difficile infection [J]. Clin Infect Dis, 2021, 72(12): e1084–e1089.

[9] Alhumaid S, Al Mutair A, Al Alawi Z, et al. Proton pump inhibitors use and risk of developing spontaneous bacterial peritonitis in cirrhotic patients: A systematic review and meta-analysis [J]. Gut Pathog, 2021, 13(1):17.

[10] Famouri F, Derakhshani F, Madihi Y, et al. Electrolyte disturbances in children receiving omeprazole for gastroesophageal reflux disease [J]. J Res Med Sci, 2020, 25: 106.

[11] Orel R, Benninga MA, Broekaert IJ, et al. Drugs in Focus: Proton Pump Inhibitors [J]. J Pediatr Gastroenterol Nutr, 2021, 72(5): 645–653.

[12] Gao W, Huang Y, Lu S, et al. The clinicopathological characteristics of gastric polyps and the relationship between fundic gland polyps, Helicobacter pylori infection, and proton pump inhibitors [J]. Ann Palliat Med, 2021, 10(2):2108–2114.

[13] Shiratori Y, Ikeya T, Ishii N, et al. Association between the chronic use of gastric acid suppressants and high-risk colorectal polyps [J]. JGH Open, 2021, 5(3):371–376.

[14] Wakabayashi T, Hosohata K, Oyama S, et al. Association between a low dose of proton pump inhibitors and kidney function decline in elderly hypertensive patients: a retrospective observational study [J]. J Int Med Res, 2021, 49(4):3000605211006653.

[15] Liu C, Yan S, Wang Y, et al. Drug-induced hospital-acquired acute kidney injury in china: a multicenter cross-sectional survey [J]. Kidney Dis (Basel), 2021, 7(2): 143–155.

[16] Yibirin M, De Oliveira D, Valera R, et al. Adverse effects associated with proton pump inhibitor use [J]. Cureus, 2021, 13(1): e12759.

[17] Rooney MR, Bell EJ, Alonso A, et al. Proton pump inhibitor use, hypomagnesemia and risk of cardiovascular diseases: the atherosclerosis risk in communities (aric) study [J]. J Clin Gastroenterol, 2021, 55(8): 677–683.

[18] Westergaard N, Tarnow L, Vermehren C. Use of clopidogrel and proton pump inhibitors alone or in combinations in persons with diabetes in denmark; potential for cyp2c19 genotype-guided drug therapy [J]. Metabolites, 2021, 11(2): 96.

[19] Lai SW, Liao KF, Lin CL, et al. Association between Parkinson's disease and proton pump inhibitors therapy in older people [J]. Biomedicine (Taipei), 2020, 10(3): 1–4.

[20] Perry IE, Sonu I, Scarpignato C, et al. Potential proton pump inhibitor-related adverse

effects [J]. Ann N Y Acad Sci, 2020, 1481(1): 43–58.

[21] Wang CJ, Li D, Danielson JA, et al. Proton pump inhibitors suppress DNA damage repair and sensitize treatment resistance in breast cancer by targeting fatty acid synthase [J]. Cancer Lett, 2021, 509:1–12.

[22] Sabet S, McGhee JE. New guidance on cytochrome P450 2C19 Phenotype-based use of proton pump inhibitors [J]. J Pediatr Gastroenterol Nutr, 2021, 72(5):697–699.

[23] Borro M, Negrini S, Long A,et al. H_2-antagonist in IgE-mediated type I hypersensitivity reactions: what literature says so far? [J]. Clin Mol Allergy, 2021, 19(1): 4.

[24] Abdi S, Sargashteh Z, Abbasinazari M,et al. Buccal buspirone as add-on therapy to omeprazole versus omeprazole in treatment of gastroesophageal reflux diseases (GERD) [J]. Iran J Pharm Res, 2020, 19(4):113–120.

[25]陈烨奇, 王知非, 黄东胜. 海藻酸盐治疗胃食管反流病的研究进展[J]. 浙江临床医学, 2020, 22(4): 481–483.

第 12 章

胃食管反流病的腔内治疗

胃食管反流病的射频消融治疗与内镜治疗都属于腔内微创治疗。射频消融治疗出现较早，积累了较多的临床实践体会，内镜治疗出现较晚，还需要进一步的疗效和安全性验证研究 [1]。由于这些治疗方式与手术相比，只是针对食管胃结合部抗反流机制的一个方面，并不是建立在全面恢复食管胃结合部抗反流机制的基础上，我们需要注意其远期疗效问题，慎重选择适应证。

一、Stretta 射频消融治疗

（一）治疗原理

Stretta 射频消融治疗（Stretta radiofrequency treatment，SRF）又称内镜下射频消融治疗术（endoscopic radiofrequency ablation，ERFA），该设备 1998 年由美国 Curon 公司开发，2000 年被美国 FDA 批准用于胃食管反流病的治疗。目前用于射频消融的 Stretta 装置由 4 通道射频发生器和导管系统组成，射频发生器的 4 个电极针呈 90° 分布，中间为气囊，注射鼓起其中的气囊推动电极穿刺到肌层（图 12-1），然后进行消融。SRF 通过将电极刺入胃食管连部以上的食管肌层进行射频消融，可达到以下作用。

· 使肌层纤维化而收缩，缩小食管下段内径，增加食管下括约肌厚度，从而显著增加食管下括约肌压力 [2]，而达到抗反流的作用。

· 射频消融也可以破坏神经末梢，减少一过性食管下括约肌松弛。

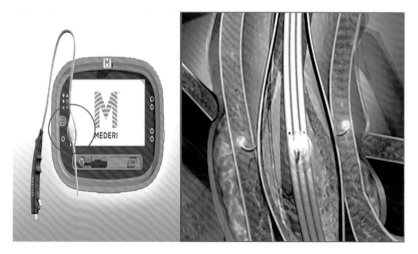

图 12-1　射频发生器，左图圆圈部分为电极和气囊，右图为电极及气囊的作用原理

（二）适应证与禁忌证

SRF 尚无公认的适应证和禁忌证，射频消融治疗的原理是建立在食管下括约肌松弛而导致胃食管反流的基础上，因此适应证范围窄。

1. 适应证

·高分辨率食管测压：单纯食管下括约肌压力降低，或单纯一过性食管下括约肌松弛，即单纯食管下括约松弛的情况。

·24h 阻抗监测：病理性酸反流，食管蠕动功能正常。

·内镜检查：食管黏膜正常。

·质子泵抑制剂药物存在禁忌证或不愿意长期使用质子泵抑制剂或疗效欠佳，又不愿意或不适合进行外科手术治疗者[3]。

·年龄在 18 岁以上。

2. 禁忌证

·合并食管裂孔疝、反流性食管炎、巴雷特食管。

·SRF 不改善袖状胃手术后的反流症状，不适用于袖状胃手术后的治疗[4]。

·食管蠕动功能异常。

·无法耐受麻醉。

（三）疗效评价

SRF 对于症状严重者，疗效较手术差[5]，主要适用于症状相对较轻者，可以重复使用，并且是药物治疗以外最便宜的治疗方式。经过 20 多年的临床实践，对 SRF 的疗效问题主要有以下 3 种观点。

1. 短期疗效普遍被认可

对于 SRF 的短期疗效，多数研究支持其有效性，普遍的观点认为：SRF 治疗短期疗效满意[6]，无技术并发症[7]或甚少发生技术性并发症。

2. 远期疗效存在不同观点

关于 SRF 的远期疗效，有的研究认为其远期疗效差，有的研究认为其远期疗效好，存在较多的不同观点。Dughera L 等 8 年的随访研究认为 SRF 可以持久改善患者的症状和生活质量，减少抗反流药物的使用[8]。Noar M 等 10 年的随访研究也支持其长远疗效可靠[9]。

3. 少数观点认为无真正的疗效

由于 SRF 的治疗原理与食管胃结合部的抗反流原理不完全相符，或者说不涉及食管胃结合部抗反流的关键机制，也有研究认为 SRF 对胃食管反流病的治疗与假治疗没有显著的差异[10]。

因 SRF 疗效还具有一定的不确定性，在临床应用时应充分论证其症状与病理解剖和病理生理改变的关系，以及 SRF 可干预那些环节，并与患者进行充分的沟通，告知疗效相关问题，让患者自主做出治疗的选择。

（四）手术步骤

SRF 的基本要求为：频率为 465kHz，每个点次消融时间为 60s，治疗过程中组织电阻不超 1000Ω，肌层温度 80~90℃，黏膜表面温度不超过 50℃。具体操作步骤如下（图 12-2）。

（1）麻醉方式：深度静脉麻醉或气管插管全身麻醉。

（2）体位：左侧卧位，回流电极置于两肩胛骨之间。

（3）先行内镜检查，在内镜下置入导丝至十二指肠，撤出胃镜，沿导丝将射频发生器置入食管。

（4）在齿状线上 1cm 处注射气体，鼓起气囊，让电极针穿刺进入食管肌层初始部位为 0º 位置，此时屏幕显示电阻迅速下降，确认电阻及温度正常后，启动消融，再将导管旋转 45º，重复以上治疗，一个平面消融 8 个点。

（5）在齿状线上 0.5cm、齿状线和齿状线下 0.5cm 处重复以上过程。

（6）将导管气囊推入胃内，分别于气囊内注气 25cm 和 22cm，将导管拉至相应阻力处（类似于"三腔二囊管"的操作），于贲门处形成 2 个治疗层面，在 0°、左旋 30°、右旋 30° 的 3 个位置位置消融，每个平面消融 12 个点。

（7）以上操作完成 56 个点的射频消融，根据病情需要，可在齿状线上 1.5cm 和 2cm 处各增加一个治疗层面，共消融 6~8 个平面。

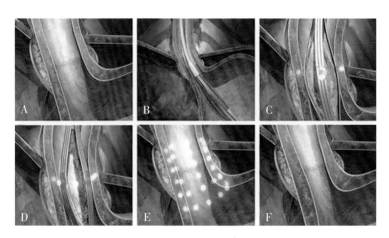

图 12-2　Stretta 射频消融治疗示意图

（五）主要并发症

治疗过程中或术后可见少量黏膜出血，一般为自限性，多数无需输血等治疗；术后可出现短暂胸痛、一过性吞咽困难、发热，有时可见胃轻瘫及食管黏膜损伤，甚少出现食管穿孔、误吸等情况，长期并发症的报道罕见。

二、内镜下胃底折叠术

内镜下胃底折叠术是在内镜下重建食管胃结合部阀瓣的腔内手术，根据使用的不同器械，目前常见的内镜下胃底折叠术分为 2 种，分别是使用 Esophy X 装置的经口无切口胃底折叠术（TIF）和使用 MUSE 系统的内镜下胃底折叠术。这些手术需要特殊设计的器械，随着新器械的开发，新的术式也将不断出现，但基本治疗原理相同。

（一）手术原理

内镜下用专用的器械将胃底和食管钉合在一起，可以对食管胃结合部阀瓣进行重建，达到类似胃底折叠手术的抗反流原理。

·重建了贲门唇，发挥食管胃结合部阀瓣的作用，从而发挥抗反流作用。

·胃底与食管紧密缝合在一起，重建了 His 角，起到保持腹段食管长度的作用，使腹内压和胸腔内压的压差发挥作用。

（二）适应证与禁忌证

该手术是建立在食管胃结合部的抗反流原理的基础上，但无法对食管裂孔疝进行修补，合并明显的食管裂孔疝为禁忌证，适合无食管裂孔疝和质子泵抑制剂反应或部分反应者[11]。由于 MUSE 2014 年才推出，TIF 较 MUSE 早 10 年，但两者具有相同的手术原理，因此目前大部分报道的研究为 TIF，MUSE 的适应证和禁忌证可以参考 TIP 的经验。

1. 适应证

TIF 应用的研究结果表明，食管裂孔 > 2cm 影响到治疗结果[12]，而食管裂孔 ≥ 2.1cm 是影像学诊断食管裂孔疝的标准，此外，食管胃结合部阀瓣 II 级也可能是隐匿的食管裂孔疝，但食管裂孔可能没有影像学改变，因此，影像学诊断为食管裂孔疝不是手术适应证。Testoni PA 等通过 10 年随访研究得出的适应证为[13]：食管胃结合部阀瓣 I 级到 II 级或食管裂孔 < 2cm，拒绝终生药物治疗和手术。MUSE 与 TIF 具有相同的治疗原理，但 MUSE 的临床应用时间不长，可以参考 TIF 的经验。

·TIF 适用于无食管裂孔疝的胃食管反流病，综合而言最理想的适应证包括：内镜评估食管胃结合部阀瓣 I 级、CT 检查无食管裂孔疝、食管酸暴露时间长、质子泵抑制剂完全反应或部分反应。

·内镜评估食管胃结合部阀瓣 II 级、CT 检查无食管裂孔疝也是较好的适应证。

·拒绝终生药物治疗或手术、对质子泵抑制剂不耐受或手术风险增加的胃食管反流患者，TIF 提供了一种长期安全的治疗选择[14]，可以适当放宽适应证。

·6 个月以上的质子泵抑制剂治疗无法控制症状的患者，TIF 可以作为一种选择[15]，如患者拒绝手术治疗，也可以选择内镜下胃底折叠术。

2. 禁忌证

·胃镜评估食管胃结合部阀瓣 III 级、IV 级，或影像学检查发现合并食管裂孔疝。

·内镜下胃底折叠术后酸暴露时间无改善，经评估后认为食管感觉敏感者，症状减轻可能不明显者，不适合采用。

·食管手术史或者短食管患者，操作困难，失败率高。

·食管胃底静脉曲张，容易发生术中或术后出血，也不适宜。

（三）疗效评价

TIF 和 MUSE 符合食管胃结合部抗反流机制重建的原理，目前，临床医生公认二者都有较好的短期疗效，可显著改善症状，减少质子泵抑制剂的用量甚至停用，但远期疗效尚不明确。

1. 远期疗效存在不同的观点

从目前发表的文献看，存在认可与不认可内镜胃底折叠术远期疗效的 2 种观点。内镜胃底折叠术符合抗反流的原理，但一项 8 年的随访结果显示在随访期间多数患者可恢复每日质子泵抑制剂治疗[16]，因此其远期疗效的评估有赖于更多病例的长期随访数据。

2. 与外科手术相比，各有特点

手术治疗在增加食管下括约肌压力和减少 pH < 4 的酸暴露中更有优势[17]，但 TIF 没有外科手术后短期吞咽困难的症状[18]。

3. 可以与食管裂孔疝的修补手术联合进行

TIF 和 MUSE 不适用于明显合并食管裂孔疝的患者，有学者尝试采用食管裂孔疝修补手术结合 TIF 治疗胃食管反流病合并食管裂孔疝的病例[19]，并取得较好的效果。

4. 失败案例可以通过外科手术补救

内镜治疗失败的案例，可以通过腹腔镜下胃底折叠术补救治疗，但不同内镜胃底折叠术对解剖改变的影响不同，对补救手术实施的影响不同，手术前注意分析，预测手术重建的难度。

内镜胃底折叠术是一项比较有前景的技术，对患者的病情进行全面评估，选择合适的适应证，仔细筛选合适的患者群体[20]，可以达到较好疗效。

（四）TIP 的步骤

Esophy X 装置由 Stephan Kramer 发明，并于 2004 年获得专利，2010 改进为第二代产品 Esophy XZ 装置，使操作更加容易。装置由控制手柄、可以通过内镜的管状复位器、位于装置前端的可反折的铸模器、螺旋形牵引针及由复位器的侧孔伸出的穿刺针和加固器组成（图 12-3）。熟悉器械，并具有内镜操作

的基础，可以顺利完成手术，TIP 手术的主要步骤如下。

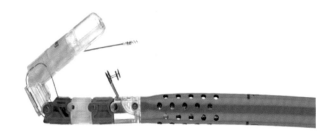

图 12-3 装置前端的可反折的铸模器、螺旋形牵引针及由复位器的侧孔伸出的穿刺针和加固器

（1）麻醉：深度静脉麻醉或气管插管全麻。

（2）体位：与胃镜检查相同的左侧卧位。

（3）先行胃镜检查评估病情，排除肿瘤性病变并对胃食管阀瓣进行评估。

（4）充分润滑 Esophy X 装置，和胃镜一起在直视下经咽部置入胃内。

（5）反转镜身，在内镜直视下将装置前端铸模器反转，用螺旋形的牵引针固定食管胃结合部，并回拉，将组织拉进铸模器和管状复位器之间，收紧铸模器，使食管下段与胃底紧贴。

（6）将穿刺针从管状复位器的侧孔穿出，穿透紧贴在一起的胃壁及食管壁，释放 H 型加固器，使胃底和食管重叠距离达 2~3cm（图 12-4）。从不同的角度重复这一过程，要求折叠的范围在横断面上达到 200°~270°。

（7）检查操作部位，观察有无出血。

（8）抽吸气体，撤出器械。

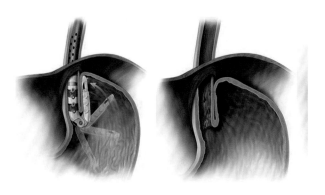

图 12-4 TIF 手术示意图

（五）MUSE 的步骤

MUSE 系统（图 12-5）2014 年批准上市，是目前最新的胃食管反流疾病内镜治疗系统，由内镜、摄像头、超声探头和缝合器 3 个部分组成，设备的顶端为砧座，吻合器组件在杠部。MUSE 手术原理与 TIP 手术相同，因其本身带有摄像头，并可直接钉合，因此操作上更加简洁。通过反转镜身，用缝合装置夹住胃底和食管，在超声探头的辅助下完成钉合（图 12-6），然后将装置部分撤回，旋转 120° 重复以上过程，建议使用 3 颗钉钉合组织，使其长度达 3cm[21]。

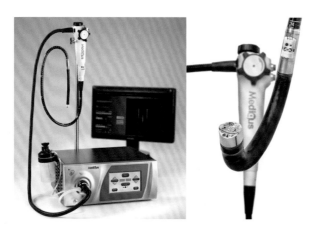

图 12-5 MUSE 系统

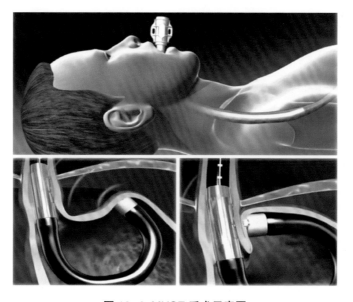

图 12-6 MUSE 手术示意图

（六）主要并发症

内镜胃底折叠术主要并发症为术后出血，但发生率很低。内镜胃底折叠术可使部分患者远段食管扭曲，扭转明显者可出现吞咽困难的症状，并可导致补救性腹腔镜下胃底折叠术操作困难[22]。

三、内镜下抗反流黏膜切除术

（一）手术原理

在内镜下剥除巴雷特食管黏膜的治疗中，许多患者报告术后反流症状明显减轻，受此经验启发，人们开发出内镜下抗反流黏膜切除术（antireflux mucosectomy，ARMS）。ARMS的原理为：在内镜下切除食管胃结合部小弯侧270°的胃黏膜，切除后黏膜愈合的瘢痕向心性收缩[23]，牵拉周围的黏膜向贲门集中，形成新的贲门唇（图12-7），从而重建胃食管阀瓣，发挥抗反流的作用。

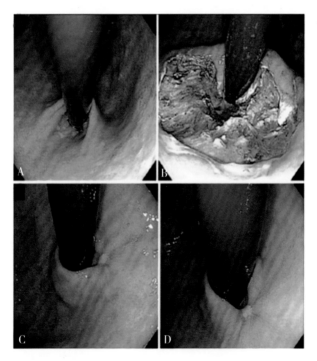

图 12-7　A、B 为内镜手术的情况，C、D 为愈合后的情况。图片引自 Kushner BS, Awad MM, Mikami DJ, et al. Endoscopic treatments for GERD [J]. Ann N Y Acad Sci, 2020, 1482(1):121−129

（二）适应证与禁忌证

ARMS 是治疗胃食管反流病的新技术，从抗反流的机制看，只是重建了食管胃结合部抗反流机制的一个因素，即贲门唇，因此选择适应证应该谨慎，需要积累更多的数据来总结其适应证和禁忌证。笔者认为该术式最大的特点是可以切除巴雷特食管或异型增生病变。

1. 适应证

目前报道的 ARMS 在难治性胃食管反流病的治疗中应用较多，并被证明是安全、可行和有效的[24]，但作为一项新技术，还需更多的病例和长期随访验证其疗效。

· 理论上 ARMS 的治疗原理是重建贲门唇的抗反流作用，因此理想的适应证为：内镜评估下贲唇缩短，食管胃结合部阀瓣为Ⅱ级，影像学检查无食管裂孔疝的患者。也有学者认为食管胃结合部阀瓣Ⅲ级也可作为适应证[25]。

· 需要同时切除巴雷特食管、异型增生、早期癌变者。

· 质子泵抑制剂药物存在禁忌证；不愿意长期使用质子泵抑制剂或疗效欠佳，又不愿意或不适合进行手术治疗者。

· 在减重手术中，袖状胃手术后的残胃难以满足腹腔镜胃底折叠术和内镜下胃底折叠术，也可以尝试采用 ARMS，目前的报道显示已取得较好的疗效[26]。

2. 禁忌证

虽然重建了贲门唇的抗反流作用，但由于本治疗不是建立在完全恢复食管胃结合部抗反流机制的基础上，并且可供参考的病例不多，笔者认为其手术禁忌证与射频消融相同。

（三）疗效评价

贲门唇在抗反流中发挥作用，重建贲门唇可以达到抗反流的目的，目前报告的病例治疗效果较好[27]，在无食管裂孔疝的胃食管反流病中取得较好的短期疗效，但还需足够长的时间去观察和验证。由于 ARMS 并未改变胃底和食管的解剖关系，在进行补救性胃底折叠术时，不会受到解剖结构改变的影响。

（四）手术步骤

（1）麻醉：深度静脉麻醉或气管插管全身麻醉。

（2）体位：左侧卧位。

（3）在齿状线上 1cm 和齿状线下 2cm 处、以小弯侧为中心作 270º 标记，注射美兰液于黏膜下，并行黏膜下剥除术。

（4）仔细检查创面并止血。

（五）主要并发症

主要并发症为术后裸露的创面出血，其中胃酸腐蚀创面是原因之一，术后需常规使用质子泵抑制剂类药物抑制胃酸分泌。长期并发症主要是食管胃结合部狭窄，可采用球囊扩张术治疗。

四、小　结

射频消融治疗本质上也属于内镜治疗的一种，但从手术原理看，内镜胃底折叠术为针对食管胃结合部抗反流机制较为全面的重建治疗，内镜下抗反流黏膜切除术可以形成新的贲门唇，也属于改善食管胃结合部抗反流机制的治疗，这些治疗措施经过自然腔道进行，无创安全，治疗后症状和客观检查都有改善[28]，它们共同的理想适应证是存在胃食管反流症状而无食管裂孔疝的病例[29]。治疗前需要对食管胃结合部的解剖和功能进行全面评估，才能从内镜治疗中获益。

（李亮　何立锐　林煜光）

参考文献

[1] 魏雪，卢迪，郝建宇. 胃食管反流病的非药物治疗研究进展 [J]. 中华疝和腹壁外科杂志 (电子版), 2020,14(4): 331–335.

[2] Fass R, Cahn F, Scotti DJ, et al. Systematic review and meta-analysis of controlled and prospective cohort efficacy studies of endoscopic radiofrequency for treatment of gastroesophageal reflux disease [J]. Surg Endosc, 2017, 31(12):4865–4882.

[3] Viswanath Y, Maguire N, Obuobi RB, et al. Endoscopic day case antireflux radiofrequency (Stretta) therapy improves quality of life and reduce proton pump inhibitor (PPI) dependency in patients with gastro-oesophageal reflux disease: a prospective study from a UK tertiary centre [J]. Frontline Gastroenterol, 2019 ,10(2):113–119.

[4] Khidir N, Angrisani L, Al-Qahtani J, et al. Initial experience of endoscopic radiofrequency waves delivery to the lower esophageal sphincter (stretta procedure) on symptomatic gastroesophageal reflux disease post-sleeve gastrectomy [J]. Obes Surg, 2018, 28(10):3125–3130.

[5] Hu Z, Wu J, Wang Z, et al. Outcome of Stretta radiofrequency and fundoplication for GERD-related severe asthmatic symptoms [J]. Front Med, 2015, 9(4):437–443.

[6] He S, Xu F, Xiong X, et al. Stretta procedure versus proton pump inhibitors for the treatment of nonerosive reflux disease: A 6-month follow-up [J]. Medicine (Baltimore), 2020, 99(3):e18610.

[7] Souza TF, Grecco E, Quadros LG, et al. Short-term results of minimally invasive treatment of gastroesophageal reflux disease by radiofrequency (stretta): first brazilian series of cases [J]. Arq Gastroenterol, 2018, 55Suppl 1(Suppl 1):52–55.

[8] Dughera L, Rotondano G, De Cento M, et al. Durability of stretta radiofrequency treatment for GERD: results of an 8-year follow-up [J]. Gastroenterol Res Pract, 2014, 2014:531907.

[9] Noar M, Squires P, Noar E, et al. Long-term maintenance effect of radiofrequency energy delivery for refractory GERD: a decade later [J]. Surg Endosc, 2014, 28(8):2323–2333.

[10] Lipka S, Kumar A, Richter JE. No evidence for efficacy of radiofrequency ablation for treatment of gastroesophageal reflux disease: a systematic review and meta-analysis [J]. Clin Gastroenterol Hepatol, 2015, 13(6):1058–1067.

[11] Gawron AJ, Bell R, Abu Dayyeh BK, et al. Surgical and endoscopic management options for patients with GERD based on proton pump inhibitor symptom response: recommendations from an expert U.S. panel [J]. Gastrointest Endosc, 2020, 92(1):78–87.

[12] Ihde GM. The evolution of TIF: transoral incisionless fundoplication [J]. Therap Adv Gastroenterol, 2020, 13:1756284820924206.

[13] Testoni PA, Testoni S, Distefano G, et al. Transoral incisionless fundoplication with EsophyX for gastroesophageal reflux disease: clinical efficacy is maintained up to 10 years [J]. Endosc Int Open, 2019, 7(5):E647–E654.

[14] Testoni S, Hassan C, Mazzoleni G, et al. Long-term outcomes of transoral incisionless fundoplication for gastro-esophageal reflux disease: systematic-review and meta-analysis [J]. Endosc Int Open, 2021, 9(2):E239–E246.

[15] McCarty TR, Itidiare M, Njei B, et al. Efficacy of transoral incisionless fundoplication for refractory gastroesophageal reflux disease: a systematic review and meta-analysis [J]. Endoscopy, 2018, 50(7):708–725.

[16] Chimukangara M, Jalilvand AD, Melvin WS, et al. Long-term reported outcomes of transoral incisionless fundoplication: an 8-year cohort study [J]. Surg Endosc, 2019, 33(4):1304–1309.

[17] Naik RD, Evers L, Vaezi MF. Advances in the diagnosis and treatment of GERD: new tricks for an old disease [J]. Curr Treat Options Gastroenterol, 2019, 17(1):1–17.

[18] Nicolau AE, Lobonţiu A. Transoral incisionless fundoplication TIF 2.0 with "EsophyX Z®" device for GERD: seven years after endo lumenal fundoplication. World's First Case Report [J]. Chirurgia (Bucur), 2018, 113(6):849–856.

[19] Choi AY, Roccato MK, Samarasena JB, et al. Novel interdisciplinary approach to GERD: concomitant laparoscopic hiatal hernia repair with transoral incisionless fundoplication [J]. J Am Coll Surg, 2021, 232(3):309–318.

[20] Bazerbachi F, Krishnan K, Abu Dayyeh BK. Endoscopic GERD therapy: a primer for the transoral incisionless fundoplication procedure [J]. Gastrointest Endosc, 2019, 90(3):370–383.

[21] Gweon TG, Matthes K. Prospective, Randomized Ex Vivo trial to assess the ideal stapling site for endoscopic fundoplication with medigus ultrasonic surgical endostapler [J]. Gastroenterol Res Pract, 2016:3161738.

[22] Puri R, Smith CD, Bowers SP. The Spectrum of surgical remediation of transoral incisionless fundoplication-related failures [J]. J Laparoendosc Adv Surg Tech A, 2018, 28(9):1089–1093.

[23] Sumi K, Inoue H, Kobayashi Y, et al. Endoscopic treatment of proton pump inhibitor-refractory gastroesophageal reflux disease with anti-reflux mucosectomy: Experience of 109 cases [J]. Dig Endosc, 2021, 33(3):347–354.

[24] Monino L, Gonzalez JM, Vitton V, et al. Antireflux mucosectomy band in treatment of refractory gastroesophageal reflux disease: a pilot study for safety, feasibility and symptom control [J]. Endosc Int Open, 2020, 8(2):147–154.

[25] 宋顺喆, 宫爱霞, 郭世斌, 等. 内镜技术治疗胃食管反流病的研究进展 [J]. 大连医科大学学报, 2019, 41(5): 448–453.

[26] Debourdeau A, Vitton V, Monino L, et al. Antireflux mucosectomy band (ARM-b) in treatment of refractory gastroesophageal reflux disease after bariatric surgery [J]. Obes Surg, 2020, 30(11):4654–4658.

[27] Inoue H, Ito H, Ikeda H, et al. Anti-reflux mucosectomy for gastroesophageal reflux disease in the absence of hiatus hernia: a pilot study [J]. Ann Gastroenterol, 2014, 27(4):346–351.

[28] Vaezi MF, Shaheen NJ, Muthusamy VR. State of evidence in minimally invasive management of gastroesophageal reflux: findings of a scoping review [J]. Gastroenterology, 2020,

159(4):1504–1525.

[29] Rouphael C, Padival R, Sanaka MR, et al. Endoscopic treatments of GERD [J]. Curr Treat Options Gastroenterol, 2018, 16(1):58–71.

第 13 章

胃食管反流病的磁性括约肌增强术治疗

磁性括约肌增强术（MSA）是治疗胃食管反流病的新技术。MSA 的原理为：通过手术的方法，将串珠状的磁性括约肌增强器（MSAD），即 LINX divce 植入食管下括约肌，由于磁珠的相互吸引作用，可关闭食管下段，起到抗反流的作用。进食时，食管的传输作用可以突破磁珠间的磁性吸引力，顺利将食团传输到胃内，因此可以正常完成吞咽和食管传输功能。2012 年 3 月，美国食品药品监督管理局批准 MSA 用于胃食管反流病的治疗，此后 MSA 得到广泛应用。国内也有类似的产品正在进行临床试验，其短期疗效值得肯定，但其远期疗效和安全性没有得到充分的验证。

一、治疗原理

MSAD 是一个串珠状的结构（图 13-1），内为稀土磁铁制成的磁珠，外被钛金属包裹，链接磁珠的金属丝为钛丝，可以通过腹腔镜手术的方式将 MSAD 置入食管下括约肌的位置，发挥抗反流的作用。MSAD 产生的压力经过精密设计，可在食管下段可产生 20mmHg 的压力，有效阻止胃内容物反流，而吞咽时的压力为 35~80mmHg，足以克服 MSAD 的产生压力。食管胃结合部的抗反流压力主要来自两部分，一种是食管下括约肌的压力，另一种是膈脚的压力。因此，膈脚修复可以增加食管下段的压力，提高 MSA 疗效的重要手段[1]，改善临床结局。所以，MSA 也可与食管裂孔疝修补术同时进行。MSA 恢复了食管胃结合部的主要抗反流机制，足够的食管下括约肌压力也可以发挥高效的抗反流作用，与胃底折叠术相比，MSA 术后允许呕吐，术后腹胀等问题少见。

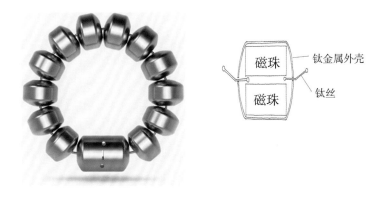

磁珠　钛金属外壳

磁珠　钛丝

图 13-1　磁性括约肌增强器实物照片及其结构示意图

二、适应证与禁忌证

MSA 通过腹腔镜技术进行，可以同时对食管裂孔疝进行修补，因此理论上 MSA 适用于不能或不愿意长期进行质子泵抑制剂治疗的多数胃食管反流病或食管裂孔疝，但作为仅应用 10 多年的新技术，并无公认的适应证标准，目前的理想适应证为无并发症的胃食管反流病。胃底折叠术倾向于药物不能控制严重症状的情况，而 MSA 适用于药物控制有效，但仍有部分症状者。Ayazi S 等通过大量的病例实践总结得出结论 [2]：年龄低于 45 岁、男性、胃食管反流病 HRQL 评分＞ 15 分、DeMeester 评分异常是预测预后良好的 4 个术前因素，并建议用于患者咨询和 MSA 评估使用。目前 MSA 用于减重手术 [3]、毕 - Ⅱ式胃大部分切除术 [4] 和 Roux-en-Y 手术 [5] 的抗反流治疗疗效良好。由于胃手术后的残胃解剖不适合于胃底折叠术或内镜折叠术病例，这些患者也可采用 MSA，但需要更多病例和长期随访数据的支持。伴严重并发症的胃食管反流病患者，例如食管下段狭窄、LA-C 级或 LA-D 级的反流性食管炎等，不适合 MSA。

三、疗效评价

目前已经有大量临床研究证明 MSA 可有效治疗胃食管反流病，其近期疗效显著。MSA 对严重胃食管反流病有良好的疗效 [6]。

（一）MSA 与腹腔镜胃底折叠术

一项前瞻性研究显示 MSA 与腹腔镜胃底折叠术具有同样的安全性和有效性 [7]，MSA 还有其自身特有的优势。

· 腹腔镜胃底折叠术后嗳气和呕吐会出现障碍，患者无法嗳气而出现腹胀或肛门排气增多；在腹内压较高时，MSA 可以克服磁珠间的磁力，因此 MSA 突出的特点是术后不失去嗳气和呕吐的能力[8]，更加接近食管胃结合部生理功能，术后腹胀等问题少见。MSA 优于腹腔镜胃底折叠术[9]，有被广泛应用的趋势。

· MSA 也适用于袖状胃手术后的反流或腹部重大手术后反流的治疗，适应证较胃底折叠术广，这也是较腹腔镜胃底折叠术的优势之一。

· MSA 技术相对于腹腔镜胃底折叠术而言，更容易标准化，理论上在大规模推广上可能更具优势。

虽然 MSA 显示出很多优势，但是目前 MSA 的主要意义还是弥补现有治疗的不足。MSA 的疗效显著，更符合生理，副作用也更少，但仍需进一步的研究和大样本的临床实践。

（二）MSA 与内镜胃底折叠术

从患者总体满意度、术后反流和未接受质子泵抑制剂治疗的患者数量方面评价，MSA 优于经口无切口胃底折叠术（TIF）[10]。MSA 可减少酸暴露，有效逆转巴雷特食管[11]，而 TIF 虽然可改善患者的症状，但并不减少酸暴露的问题（参见第 12 章）。

（三）远期疗效

虽然关于 MSA 远期疗效的报道不多，但目前长期随访研究均证实 MSA 疗效可靠，一项 6~12 年的随访研究证明[12]：MSA 在症状改善、减少药物依赖和减少食管酸暴露方面具有长期安全性和有效性。

（四）同时处理食管裂孔疝

MSA 属于腹腔内的手术，可以同时对食管裂孔疝进行修补或进行其他手术处置。临床实践表明：食管裂孔疝修补联合 MSA 技术可以减少食管裂孔疝复发的风险[13]。

（五）异物植入的风险

MSAD 属于异物，异物植入体内不可避免地会带来异物相关并发症，对食管的侵蚀是主要的异物相关并发症之一。

虽然目前 MSA 临床应用结果令人鼓舞，但大家对 MSA 的关键技术还没有达成共识[14]，需要进一步规范化和标准化。

四、手术步骤及围手术期管理

与胃食管反流病的其他治疗相同，MSA 实施前同样需要对病情进行全面评估，包括解剖与病理生理改变的评估，有的患者还需要进行心理评估，从而选择合适的适应证。

（一）手术步骤

（1）麻醉：全麻。

（2）体位：改良截石位。

（3）Trocar 位置：脐部或脐上置入 15mm Trocar 为观察孔，在左侧肋缘下锁骨中线及其下左侧腋前线位置分别植入 5mm Trocar，右侧肋缘下置入 5mm Trocar，肝脏牵开器于剑突下置入。

（4）探查和评估：在迷走神经前干的肝支上或下方切开肝胃韧带，游离左右侧膈脚和食管，在迷走神经后干和食管间细致分离，避免损伤迷走神经后干，游离形成食管与迷走神经后干之间的隧道，防止被磁性括约肌压迫。无须切开食管裂孔的膈食管韧带，确保腹段食管 2~3cm，测量食管裂孔。合并食管裂孔疝时，用不可吸收的缝线缝合修补食管裂孔疝。

（5）测量食管：置入 LINX 测量工具（有各种专用测量工具可以使用），将测量工具绕于食管上，形成环绕食管的环，测量食管的周径，计算需要 MSAD 的磁珠数目。

（6）置入 MSAD：将合适的 MASD 置入腹腔，通过食管后的隧道，包绕食管下段，然后将两端的卡扣扣紧。

（7）撤除器械，完成手术。

（二）术后处理

除一般的术后监护外，术后当天可进软食。术后 3~7d 内过渡到正常饮食，最初的几周，鼓励患者术后吃零食，每 2~3h 1 次，以克服术后吞咽困难。

五、主要并发症

术后主要并发症包括短期并发症和远期并发症两个方面。

（一）术后短期并发症

吞咽困难是最主要的术后短期并发症，术后吞咽困难的患者，可口服类固醇以减轻水肿。持续吞咽困难需要进行内镜下球囊扩张术等治疗，治疗的时机为术后 2~3 个月。如治疗无效，并且吞咽困难对患者生活造成较大的影响，需要考虑手术取出 MSAD。

（二）术后远期并发症

术后远期并发症主要与 MSAD 作为体内的异物有关，MSAD 可能侵蚀食管，严重者甚至导致穿孔。MSAD 虽为光滑的珠状外表，对组织的侵蚀作用很小，MSAD 术后 4 年，侵蚀风险为 0.3%[15]。MSAD 作为人造装置，也可能失效[16]，导致疾病复发。吞咽困难、复发和食管被侵蚀是 MASD 被手术移除的主要原因，一项大样本病例研究表明 MSAD 的移除率为 5.5%[17]。MSA 作为一项新技术，在推广的过程也可能有其他的并发症出现，需要注意观察和总结经验。

（李亮　何立锐）

参考文献

[1] Siboni S, Ferrari D, Riva CG, et al. Reference high-resolution manometry values after magnetic sphincter augmentation [J]. Neurogastroenterol Motil, 2021, 27:e14139.

[2] Ayazi S, Zheng P, Zaidi AH, et al. Clinical outcomes and predictors of favorable result after laparoscopic magnetic sphincter augmentation: single-institution experience with more than 500 patients [J]. J Am Coll Surg, 2020, 230(5):733–743.

[3] Clapp B, Dodoo C, Harper B, et al. Magnetic sphincter augmentation at the time of bariatric surgery: an analysis of the MBSAQIP [J]. Surg Obes Relat Dis, 2021, 17(3):555–561.

[4] Melloni M, Lazzari V, Asti E, et al. Magnetic sphincter augmentation is an effective option for refractory duodeno-gastro-oesophageal reflux following Billroth II gastrectomy [J]. BMJ Case Rep, 2018:bcr2018225364.

[5] Muñoz-Largacha JA, Hess DT, Litle VR, et al. Lower esophageal magnetic sphincter augmentation for persistent reflux after Roux-en-Y gastric bypass [J]. Obes Surg, 2016, 26(2):464–466.

[6] Schwameis K, Ayazi S, Zheng P, et al. Efficacy of magnetic sphincter augmentation across the spectrum of GERD disease severity [J]. J Am Coll Surg, 2021, 232(3):288–297.

[7] Bonavina L, Horbach T, Schoppmann SF, et al. Three-year clinical experience with magnetic sphincter augmentation and laparoscopic fundoplication [J]. Surg Endosc, 2021, 35(7):

3449–3458.

[8] Laird J. Magnetic sphincter augmentation device placement for treatment of gastro-esophageal reflux [J]. JAAPA, 2020, 33(12):30–32.

[9] Sterris JA, Dunn CP, Bildzukewicz NA, et al. Magnetic sphincter augmentation versus fundoplication for gastroesophageal reflux disease: pros and cons [J]. Curr Opin Gastroenterol, 2020, 36(4):323–328.

[10] Chandan S, Mohan BP, Khan SR, et al. Clinical efficacy and safety of magnetic sphincter augmentation (MSA) and transoral incisionless fundoplication (TIF2) in refractory gastroesophageal reflux disease (GERD): a systematic review and meta-analysis [J]. Endosc Int Open, 2021, 9(4):E583–E598.

[11] Dunn CP, Henning JC, Sterris JA, et al. Regression of Barrett's esophagus after magnetic sphincter augmentation: intermediate-term results [J]. Surg Endosc, 2021, 35(10):5804–5809.

[12] Ferrari D, Asti E, Lazzari V, et al. Six to 12-year outcomes of magnetic sphincter augmentation for gastroesophageal reflux disease [J]. Sci Rep, 2020, 10(1):13753.

[13] llman R, Speicher J, Rogers A, et al. Fundic gastropexy for high risk of recurrence laparoscopic hiatal hernia repair and esophageal sphincter augmentation (LINX) improves outcomes without altering perioperative course [J]. Surg Endosc, 2021, 35(7):3998–4002.

[14] Leeds SG, Ward MA. Magnetic sphincter augmentation: poor consensus among experts regarding key technical aspects of implantation [J]. Surg Laparosc Endosc Percutan Tech, 2020, 31(1):36–39.

[15] Alicuben ET, Bell RCW, Jobe BA, et al. Worldwide experience with erosion of the magnetic sphincter augmentation device [J]. J Gastrointest Surg, 2018, 22(8):1442–1447.

[16] Ji H, Chandrasekhara V, Leggett CL. Magnetic sphincter augmentation device malfunction [J]. Gastrointest Endosc, 2021, 93(1):261–262.

[17] Tatum JM, Alicuben E, Bildzukewicz N, et al. Removing the magnetic sphincter augmentation device: operative management and outcomes [J]. Surg Endosc, 2019,33(8):2663–2669.

第 14 章

抗反流手术的原理与术式

抗反流手术的目的是重建食管胃结合部的抗反流解剖结构，以恢复抗反流的生理功能，在其发展过程中曾出现多种术式和手术入路，但经过实践的检验，Nissen 手术最终成为主流术式，同时也是目前应用最广泛的术式。在各种术式中，虽然有些术式在现代抗反流外科中已经不再采用或没有广泛应用，但对于理解抗反流手术的发展历程有重要的意义，本章仍进行简要介绍，以方便理解抗反流外科的发展历程。

第一节　Belsey Mark Ⅳ 手术与 Hill 手术

Belsey Mark Ⅳ 手术、Hill 手术和 Nissen 手术是抗反流外科发展过程中的代表性术式之一，理解其手术原理对理解抗反流手术的发展有重要的意义。

一、Belsey Mark Ⅳ手术

Belsey Mark Ⅳ手术采用右侧第 7 肋间后外侧切口，进入胸腔后，游离食管下段，切开膈肌并游离胃底，在与食管轴向方向相同的方向做褥式缝合，缝合食管、胃底的浆肌层（图 14-1），缝合后胃底包绕食管 240°，然后在保持折叠部位无张力且位于膈肌下的情况下缝合膈肌，修补食管裂孔疝。这种术式符合抗反流外科的原理，胃底折叠后达到保持食管腹段长度、重建食管胃结合部阀瓣等作用，但从现代观点看，经胸手术创伤较大。

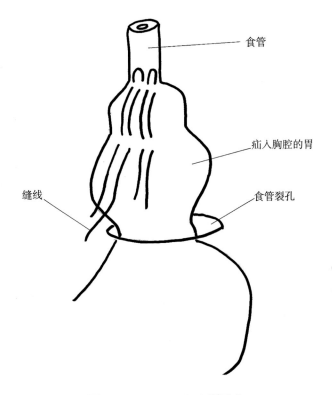

食管

疝入胸腔的胃

食管裂孔

缝线

图 14-1　Belsey Mark Ⅳ 手术

二、Hill 手术

　　Hill 手术又称经腹胃后固定术，在游离食管和胃底后，切开主动脉前筋膜，缝合修补食管裂孔，将胃底 His 角侧的前壁、后壁缝合固定于主动脉前筋膜，一般缝合 5 针，长 3~4cm，手术的结果是胃底包绕食管，形成长的食管腹段（图14-2）。Hill 手术用胃底纵向包绕食管，形成的结构具有高效的抗反流作用，并且由于无须大范围游离食管，在短食管的病例中有应用优势，但操作复杂。Hill 手术重建后的食管胃结合部阀瓣功能较 Nissen 手术稍差，这也是术后气体可以反流和腹胀较轻的原因之一。与胃底折叠对食管的包绕不同，Hill 手术后吞咽困难和胀气发生率低，也是其相对于 Nissen 的优势之一，目前 Hill 手术仍有开展。

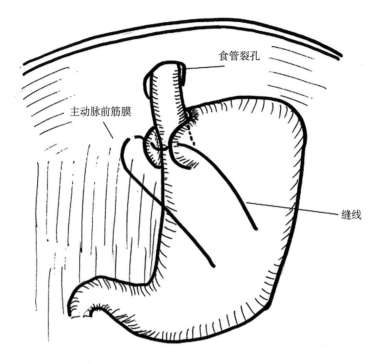

图 14-2　Hill 手术

　　Belsey Mark Ⅳ手术与 Hill 手术符合抗反流的原理，与 Nissen 手术的胃底折叠术相比，这些术式可称为"胃底包绕术"。Belsey Mark Ⅳ手术目前已经很少应用，Hill 手术由于其高效的抗反流作用，目前仍有应用，但操作较复杂，推广性相对于 Nissen 手术稍差。由于这些术式应用较少，本书不做详细介绍。

第二节　胃底折叠术

　　1937 年，Rudolph Nissen 为一位 28 岁食管远端溃疡出血的患者进行手术时意外发现[1]Nissen 手术的抗反流作用。Rudolph Nissen 教授在食管局部切除后，将远端食管与胃吻合，然后采用胃底 360° 包绕食管加强缝合的方式，目的是为了加强吻合口，然而此手术方式却具有良好的抗反流作用，也治愈了患者的胃食管反流问题。受该病例的启发，这种手术方式被 Rudolph Nissen 在后来的实践中进行改进，并应用于胃食管反流病的治疗，取得良好的疗效。此后 Nissen 手术迅速在全球推广，并被不断改善，在确保疗效的同时，减轻了并发症。Nissen 手术总的发展方向是减少胃底包绕食管的长度，以"短松"的包绕为主。

1991年，腹腔镜手术应用于Nissen手术，并不断发展成熟，加速了Niseen手术的推广和应用。由于欧美人群胃食管反流病发病率高，腹腔镜Nissen手术已经成为一种常见的手术。

一、Nissen手术的抗反流原理

Nissen手术属于全胃底折叠术，是胃底折叠术的代表术。胃食管反流病与食管裂孔疝往往合并存在，一般同时进行食管裂孔疝修补术，因此也恢复了膈脚的抗反流作用，从而达到抗反流目的。

（一）全胃底折叠术

Nissen手术是将胃底缠绕食管下段（图14-3），以重建食管胃结合部的抗反流机制，虽然其一般原理普遍被认可，但目前手术的详细机制还不明确，其基本作用包括以下方面。

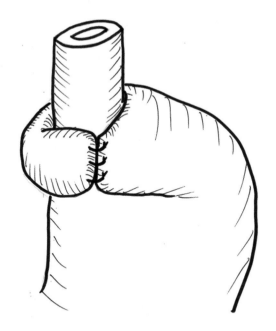

图14-3　Nissen手术效果图

·胃底的缠绕固定了腹段食管的长度，使处于食管外的腹内压与食管内的胸内压差的食管长度恢复，发挥抗反流作用。食管腹段与食管下括约肌基本重叠，因此，可以认为食管腹段的内外压力差对食管下括约肌有协同作用。

·重建了 His 角，重新形成食管胃结合部阀瓣（图 14-4），发挥抗反流作用。

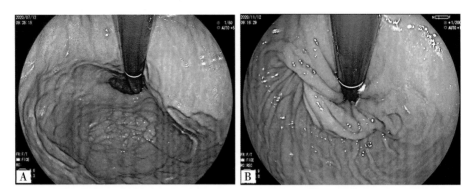

图 14-4　Nissen 手术的术前（A）及术后（B）胃镜检查情况，可见食管胃结合部阀瓣完全恢复正常结构，以有效发挥抗反流作用

·胃底的缠绕缩小了食管的内径，可减少食管下括约肌的松弛，增加食管内的静息压力，同时胃内压力增加时，通过缠绕于食管的胃底传递到食管，进一步增加了对食管的压力，更好地发挥食管下括约肌的关闭作用。

·减少胃底的容积，可增强胃对食物的排空作用，减少反流的机会。

（二）食管裂孔疝修补术

食管裂孔疝修补术重建了膈脚对食管的关闭作用，也可以发挥抗胃食管反流的作用。可以采用非可吸收缝线缝合修补，也可以在缝合后采用疝修补网片进行加固修补，但目前对于是否采用疝修补网片进行修补存在不同的观点。

从重建食管胃结合部抗反流机制的角度来看，胃底折叠术 + 食管裂孔疝修补术可以达到以下目的：①更好地发挥或重建食管下括约肌的作用；②重建食管胃结合部阀瓣的作用；③重建膈脚的作用。

（三）Nissen 手术的技术原则

抗反流手术的目的是重建食管胃结合部的抗反流机制，同时缓解胃扩张导致的不同程度的功能障碍，即患者术后嗳气、呕吐受到限制，这是术式本身的不足。Nissen 手术的基本技术原则如下。

·手术后食管下括约肌的压力为胃静息压的 2 倍。

· 适当的腹段食管长度可保证食管内外压力差随腹内压的变化而变化。

· 保留食管胃结合部随吞咽松弛的功能，关键因素为：①手术操作精细化，胃底围绕食管下括约肌位置正确折叠，不要包绕到胃体部；②迷走神经介导吞咽时，食管下段舒张，游离食管时注意保护迷走神经。

· 胃底折叠后，食管下段松弛后的压力不要超过食管体部的蠕动力，保证食团的顺利推进。

· 胃底折叠后的结构可以无张力地保持在腹腔内，不会缩回到胸腔内。

二、全胃底折叠术的优缺点

Nissen手术的疗效显著，腹腔镜Nissen手术是目前抗反流手术的标准术式，是可以治愈胃食管反流病的方法之一，手术后可起到立竿见影的抗反流作用，典型症状缓解率＞90%[2]，其短期及远期疗效均令人满意，患者从此以后无须服用抗反流的药物，可明显改善患者的生活质量[3]。胃底折叠术后的抗反流作用突出，新形成的食管胃结合部为单向活瓣，以至于胃内气体也无法通过嗳气排出，患者可能有腹胀的症状。由于胃内气体无法排出，这些气体可通过肛门排出，导致患者肛门排气增多。因此应告知患者术后不要饮用含气的饮料，此外，胃底折叠术也限制了患者的呕吐能力，术前也应告知患者。虽然如此，但患者对手术的满意度和偏好程度分别为82.8%和91.6%[4]，因此Nissen手术仍然是合理的术式选择。

三、部分胃底折叠术

抗反流手术术式较多，但其基本原理相同，Nissen手术为食管全包绕的手术，手术后吞咽困难和胃胀气是本术式主要的问题，为减轻吞咽困难，部分包绕食管的术式被开发出来。

（一）部分胃底折叠术

顾名思义，部分胃底折叠术与全胃底折叠术的不同之处在于包绕食管程度的差异。

1. 270° 胃底折叠

1963年，Andre Toupet报道了另一种胃底折叠术，称为Toupet手术（图14-5），主要的操作为：将胃底在贲门后方包绕食管，分别于食管左右壁和右膈脚缝合固定，形成 270º 的贲门后胃底折叠，留下一部分的食管没有被包绕，以达到减轻吞咽困难和胃胀气的目的。

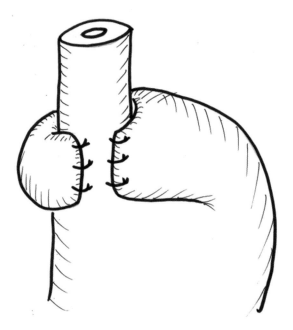

图 14-5　Toupet 手术

2.　180° 胃底折叠

1962 年，Jacques Dor 报道了部分胃底折叠术的术式，称为 Dor 手术（图 14-6），该术式将胃底在贲门前半周包绕食管，即 180° 折叠，并与食管的左右壁缝合，属于半包绕的胃底折叠术。Dor 手术最突出的特点是很少发生严重吞咽困难[5]，因此，常用来与贲门失弛缓症的肌层切开术联合应用，以预防肌层切开后的胃食管反流问题，还常用于贲门部分切除术后胃食管反流的预防[6]。胡志伟等报道了 W-H 的胃底折叠方式[7]，也取得较好的抗反流效果，具体的方法为在胃底在食管后，与食管及膈肌缝合固定，在食管后做 90º 的包绕，然后将胃底在食管正前方做 90º 的包绕，并与食管正前壁和膈肌缝合，整体上形成对食管左侧的 180º 包绕，有效地重建了食管胃结合部的阀瓣等抗反流机制，这种手术原理与 Hill 手术更加接近。

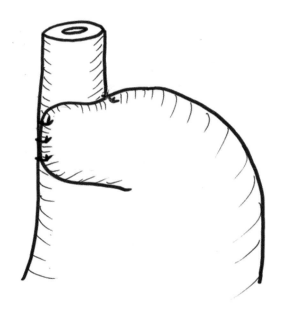

图 14-6　Dor 手术

3. 240° 胃底折叠

Belsey Mark Ⅳ手术是一种 240° 贲门前折叠，包绕了食管周径的 2/3，通常在左侧开胸完成，可以最大限度游离食管，但创伤大。

4. 不同折叠程度在抗反流中的特点

在抗反流作用中，270° 包绕的 Toupet 手术与 360° 全包绕的 Nissen 手术都有较好的疗效，这一点已基本成为共识，180° 包绕的 Dor 手术、W-H 的胃底折叠术与 Nissen 手术也具有同样的疗效，90° 的胃底折叠虽然也取得抗反流的疗效，但抗反流效果相对较差[8]。

5. 不同折叠程度在减轻腹胀和吞咽困难中的特点

相对而言，Nissen 手术具有更好的抗反流疗效，但也有更多的并发症[9]。在减少术后腹胀方面，Gefen R 等的研究认为[10]：Dor 手术较 Nissen 手术和 Toupet 手术轻，Nissen 与 Toupet 手术之间没有差别。从目前文献报道的结果，可以得出初步的经验性结论：与 360° 全包绕的 Nissen 手术相比，胃底的 270° 包绕效果相当，270° 可减少或不减少术后的吞咽困难；180° 的半包绕也具有较好的疗效，并且可以减少吞咽困难的并发症；90° 的包绕抗反流疗效较差。这个经验性的结论可以为选择术式提供参考，但尚需要大量的临床实践去证实。

（二）Collis 手术

Collis 手术是抗反流手术中的另一代表性术式，临床主要用于短食管的治疗，但其应用较少。主要的原理为：用切割闭合器沿胃底与食管交界处（His 角）切开，以胃壁形成新的食管，然后将胃底进行折叠，因此又称 Collis-Nissen 手术，可经腹腔或胸腔进入。与腹腔镜手术相比，Collis 手术对于合并短食管和巨大食管裂孔疝的患者更有优势[11]，其缺点为：新形成的食管由胃壁组成，有泌酸功能，但泌酸量有限，术后食管酸暴露降低[12]。

四、手术指征与术式选择

药物治疗无效或症状控制不满意、不愿终生服药，是手术治疗的适应证。经质子泵抑制剂治疗后，症状控制不满意者，其症状通常是由胃酸反流引起，手术治疗效果通常理想。质子泵抑制剂等药物虽然可以抑制胃酸的分泌，但对反流物的其他成分没有影响，也不减少反流量。质子泵抑制剂治疗后，胃食管反流量未减少，并且药物控制不佳者，其症状通常是碱反流或混合反流，也可能由食管外症状引起，这种情况更加复杂，有时手术效果也不理想，因此患者的选择对于手术疗效至关重要，接受胃食管反流病手术治疗应尽量有客观的依据。这需要完善的客观检查和全面手术评估，重点包括：高分辨率食管测压、24h 阻抗监测、CT 等影像学检查。临床医生根据这些检查结果，评估患者的解剖、病理生理改变与症状的关系，同时应重点明确以下 4 个问题：①胃食管反流病患者症状的根本原因是什么？②疾病进展的风险如何？③有无短食管？④食管体部功能如何？

（一）手术指征

胃食管反流病的并发症主要是反流对食管的损害和食管外损害，通常为慢性的病理过程，也有急性发作的并发症，如反流导致的哮喘等。

1. 反流性食管狭窄

长期胃食管反流可以导致食管下段黏膜损害，有时可导致纤维性食管狭窄，但是随着质子泵抑制剂的应用，严重的狭窄已经非常少见。食管狭窄较轻者，可以采用食管扩张和抗反流手术结合的方式治疗；严重的狭窄，需要切除病变的食管。

2. 伴有呼吸系统并发症

反流物反复进入呼吸系统，可导致慢性病变，如特发性肺纤维化、支气管扩张、哮喘、慢性咳嗽、慢性咽炎、慢性喉炎等。此外，部分口臭也是胃食管反流病的表现，为胃内气体反流造成。质子泵抑制剂治疗只能减少胃酸的产生，不能减少反流量，手术可以有效阻止胃食管反流，避免呼吸系统长期慢性损害，手术对反流引起的哮喘效果最好，对反流相关的咳嗽也有良好的疗效[13]，还有研究发现接受抗反流手术的患者发生肺小细胞癌和鳞状细胞癌的风险降低[14]。胃酸是呼吸系统的主要损害因素，因此，非酸反流的手术治疗效果差异较大，需要注意充分评估及与患者的交流。

3. 巴雷特食管

长期反流可导致食管黏膜损害，也可导致巴雷特食管。对巴雷特食管的治疗，抗反流手术治疗优于药物治疗，手术可以阻止巴雷特食管肠化，使部分患者达到恢复食管鳞状上皮的效果。对于有症状的巴雷特食管，可以选择手术治疗。

无上述并发症，质子泵抑制剂治疗有效，患者不愿意长期用药，或者由于长期用药的副作用问题，也可以采用手术治疗。此外，胃底折叠术的应用也正在扩张，有研究将胃底折叠术用于减重手术中，以预防袖状胃切除术后的胃食管反流问题，也被称为 Nissen-Sleeve 手术[15]。

（二）术式选择

胃食管反流病病情异质性明显，患者对治疗的期待也存在较大的差异，目前无公认的手术选择标准，仔细选择患者和正确执行手术操作细节是成功的关键[16]，选择的基础是对各种术式优缺点的深刻理解和食管生理的准确评估[17]。腹腔镜 Nissen 手术是目前应用最多的手术，其手术治疗效果已经可以得到确认，在客观评估后选择合适的患者，可以实现治疗效果的最大化。Toupet 手术目前主要用于术前评估显示吞咽困难较明显者，如食管体部蠕动较弱或老年患者。Dor 手术可用于贲门失弛缓症食管肌层切开后的抗反流手术。由于目前缺乏一致的标准，术式的选择与医生的偏好有关[18]。

第三节　抗反流手术失败与复发的再手术

抗反流手术失败与反流复发是两个不同的概念。失败是在手术后马上出现手术前的症状，而复发是手术后一段时间内有疗效，之后再次出现胃食管反流的症状。抗反流手术的治疗原理是重建食管胃结合部的抗反流机制。手术失败时，如果患者原有的症状不缓解或者持续加重或出现新的症状，可能有多种原因：由于技术因素导致的失败、手术适应证选择不当引起的失败或不属于手术失败引起的症状。

一、手术失败病例评估

对于怀疑手术失败的病例，首选要对病例进行全面的评估，确定是否存在手术适应证选择不当的问题。如果手术适应证选择正确，需要进一步确定以下 3 个问题：①手术是否真的失败？②手术失败的原因是什么？③选择适当的再次手术方式。

（一）全面重新评估

停用抑酸药物，进行 24h 阻抗监测。如果为阴性，可以排除手术失败引起的症状；如果仍提示有反流，即需要进行全面的分析。

·分析术前检查资料和手术资料，分析有无手术适应证选择不当或手术方式选择不当的问题。

·进行上消化道造影、内镜和高分辨率食管测压检查，并与术前的资料进行对照，评估解剖和功能改变的情况。

（二）评估迷走神经是否损伤

迷走神经损伤可导致胃的排空障碍，引起腹胀、早饱、恶心等症状，可对胃的排空进行检测，以间接反映迷走神经是否损伤。可采用放射性核素显像的方法进行评估，正常情况下胃半排空和全排空的时间分别为 90min 和 4h。如存在胃排空障碍，再次手术时需要行胃大部分切除术或胃空肠吻合术。

对以上资料进行全面分析，从症状与解剖改变、病理生理改变的关系进行评估。如由于患者内脏敏感性高或精神心理因素导致出现胃食管反流的临床表现，再次手术很可能仍然无法达到治疗目的，不宜再次手术。Nissen 不能改善食管的运动功能[19]，但一部分手术患者存在食管运动障碍而错误地接受手术的情况，如贲门失弛缓症，这与不进行术前全面的评估有关[20]。由于食管运动障碍的原因，再次手术也难免存在术后效果不理想的问题，需要慎重。由于解剖因素引起的手术失败，手术修正或再次重建食管胃结合部的抗反流机制仍然具有较高的可行性，可以在全面评估后再次手术。

二、手术失败再次手术的术式选择

再次手术一般建议选择开放手术，根据术者的技术能力特点，也可以选择腹腔镜手术，有时需要选择胸腹联合切口进行手术，具体的手术方式主要根据评估后复发的病因进行针对性处理。患者再次手术需要制定系统的手术计划，确保手术成功。

（一）滑　脱

滑脱与第一次手术腹段食管长度不足有关，无法在无张力的情况下保持折叠后的食管腹段位于腹腔内，处理的办法是：游离足够长的远端食管，保证胃底折叠处为无张力状态。

（二）疝　出

疝出的原因为未修复食管裂孔疝，或者修复后缝线滑脱、缝线切割膈脚导致撕裂等，可能还合并食管腹段长短不够的因素，处理的办法是：游离足够的食管长度，保证无张力状态，重新修补食管裂孔疝，再次修补食管裂孔疝可考虑适应疝修补网片进行修补。

（三）扭　转

扭转多见于胃底前壁折叠的病例，处理的方法是：可以将胃底缝合固定于膈肌下，避免再次扭转。

（四）双叶胃

胃底包绕在胃体，形成双叶胃，食管胃结合部的抗反流机制仍未纠正。处理的方法是重新进行胃底折叠。

再次手术应确保每一个操作都准确可靠，手术后，建议进行胃镜检查，确定食管胃结合部阀瓣被正确重建。

三、复发病例的处理

复发病例常见的原因为食管裂孔疝复发、胃底折叠部位松弛和短食管等，对于这类病例，同样需要进行全面评估，以区分是解剖因素引起的复发还是功能因素引起的复发，根据综合评估结果选择合适的治疗方式。与第一次手术相比，复发病例的处理应更加全面和慎重。

（李亮　江志鹏　严聪）

参考文献

[1] Nakayama DK. Nissen fundoplication: an operation created in exile [J]. Am Surg, 2021, 87(4):505–506.

[2] Kim MS, Oh Y, Lee JH, et al. Trends in laparoscopic anti-reflux surgery: a Korea nationwide study. Surg Endosc [J]. 2021, 35:4241–4250.

[3] Kumar A, Raja K, Kumar S, et al. Quality of life in gastroesophageal reflux disease three months after laparoscopic nissen's fundoplication [J]. Cureus, 2020, 12(9):e10674.

[4] Makal GB, Türkçapar AG. Postoperative gastrointestinal complaints after laparoscopic nissen fundoplication [J]. Surg Laparosc Endosc Percutan Tech, 2020, 31(1):8–13.

[5] Trepanier M, Dumitra T, Sorial R, et al. Comparison of Dor and Nissen fundoplication after laparoscopic paraesophageal hernia repair [J]. Surgery, 2019, 166(4):540–546.

[6] 克力木·阿不都热依木，艾克拜尔·艾力，李义亮，等. 腹腔镜近贲门处胃间质瘤切除术联合抗反流手术临床分析 [J]. 中华胃食管反流病电子杂志，2017, 4(2):49–51.

[7] 胡志伟，吴继敏，汪忠镐，等. 腹腔镜新型 W-H 胃底折叠术治疗质子泵抑制剂依赖性胃食管反流病疗效分析 [J]. 中华医学杂志，2021, 101(10):737–743.

[8] Hopkins RJ, Irvine T, Jamieson GG, et al. Long-term follow-up of two randomized trials comparing laparoscopic Nissen 360° with anterior 90° partial fundoplication [J]. Br J Surg, 2020 , 107(1):56–63.

[9] Rudolph-Stringer V, Bright T, Irvine T, et al. Randomized trial of laparoscopic Nissen vs. anterior 180 degree partial fundoplication–late clinical outcomes at 15～20 years [J].AnnSurg, 2022, 275(1):39–44.

[10] Gefen R, Marom G, Brodie R, et al. Complete vs partial fundoplication: a laboratory measurement of functionality and effectiveness [J]. Minim Invasive Ther Allied Technol, 2021, 2:1–7.

[11] Itano H, Okamoto S, Kodama K, et al. Transthoracic Collis-Nissen repair for massive type IV paraesophageal hernia [J]. Gen Thorac Cardiovasc Surg, 2008, 56(9):446–450.

[12] Thota PN, Malik S, Shakya S, et al. Changes in esophageal physiology after paraesophageal hernia repair and Collis gastroplasty [J]. Esophagus, 2021, 18(2):339–345.

[13] Díaz Vico T, Elli EF. Clinical outcomes of gastroesophageal reflux disease-related chronic cough following antireflux fundoplication [J]. Esophagus, 2020, 17(1):92–98.

[14] Anes M, Santoni G, Maret-Ouda J, et al. Antireflux surgery and risk of lungcancer by

histological type in a multinational cohort study [J]. Eur J Cancer, 2020, 138:80–88.

[15] Carandina S, Andreica A, Danan M, et al. The Nissen-sleeve: early postoperative complications [J]. J Laparoendosc Adv Surg Tech A, 2021, 31(2):141–145.

[16] Schlottmann F, Nurczyk K, Patti MG. Laparoscopic Nissen fundoplication: how i do it? [J]. J Laparoendosc Adv Surg Tech A, 2020, 30(6):639–641.

[17] DeMeester SR. Laparoscopic Hernia repair and fundoplication for gastroesophageal reflux disease [J]. Gastrointest Endosc Clin N Am, 2020, 30(2):309–324.

[18] Bramhall SR, Mourad MM. Wrap choice during fundoplication [J]. World J Gastroenterol, 2019, 25(48):6876–6879.

[19] FalcÃo AM, Nasi A, Szachnowicz S, et al. Does the Nissen fundoplication procedure improve esophageal dysmotility in patients with Barrett's esophagus? [J].Rev Col Bras Cir, 2020, 47:e20202637.

[20] DeSantis AJ, Barry T, Saad AR, et al. Etiology and reoperative management of postoperative recalcitrant dysphagia after Nissen fundoplication: skipping the ounce of prevention resulting in a pound of cure [J]. J Gastrointest Surg, 2021, 25(6):1559–1561.

第 15 章

Nissen 手术

Nissen 手术是应用最广泛的胃底折叠术，手术要求为：①保留双侧迷走神经干；②彻底游离胃底；③获得 3cm 无张力腹段食管，建立较大的食管后空间；④修补食管裂孔疝；⑤通过 60F 的探条（食管扩张器）指导胃底折叠，长度为 2cm。

一、腹腔镜 Nissen 手术

腹腔镜下 Nissen 手术成为目前抗反流手术的标准术式，注意手术的细节是保证疗效的关键。

（一）手术过程

（1）麻醉：全身麻醉。

（2）体位：改良截石位，手术台头部抬高 30°~45°，术者站于患者两腿之间，助手站在患者左侧，扶镜手站于患者的右侧。

（3）Trocar 位置：观察孔位与脐部左上方经腹直肌的位置，术者右手的操作孔位于左上腹部距剑突 12cm，左手操作孔位于剑突下正中线略偏右侧，助手的操作孔位于左侧肋缘下，剑突下放置肝脏拉钩。

（4）切开肝胃韧带（图 15-1），副肝动脉常与迷走神经伴行，注意保留，但并非必需。

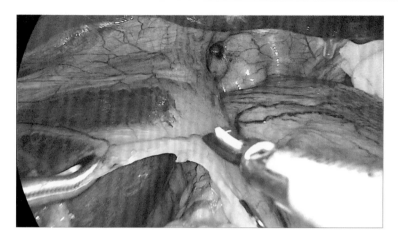

图 15-1　切开肝胃韧带

（5）在右膈脚位置切开膈食管韧带，并游离食管，分离食管裂孔至左右膈脚汇合处。左手夹持食管前方的组织，将食管向后推，游离左膈脚，以及 3cm 的腹段无张力食管（图 15-2），注意保护食管前后的迷走神经。在食管后建立足够空间的食管后窗，可用牵引带牵拉食管（图 15-3），方便后面的操作。

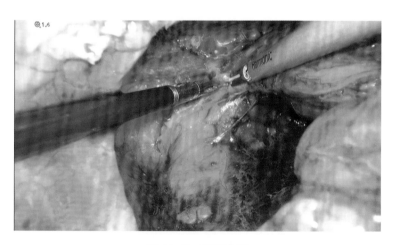

图 15-2　游离食管

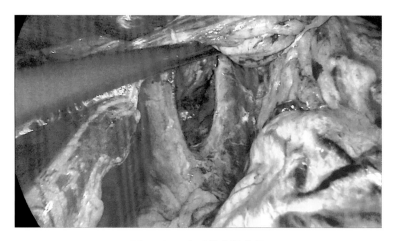

图 15-3　牵引带牵拉食管

（6）游离 His 角，于脾下极用超声刀切断胃短血管，显露左侧膈脚，充分游离胃底。

（7）测量食管裂孔的直径（图 15-4），缝合双侧膈脚，修补食管裂孔（图 15-5），注意修补后食管裂孔保持松紧适宜，可轻松通过食管扩张器，如无食管扩张器指导，要求缝合后膈脚紧贴食管壁但不形成压迫食管的勒痕。必要时可以使用疝修补网片进行修补（图 15-6），或缝合后采用疝修补网片进行加固，缝合或钉合固定疝修补网片时注意避免损伤主动脉。

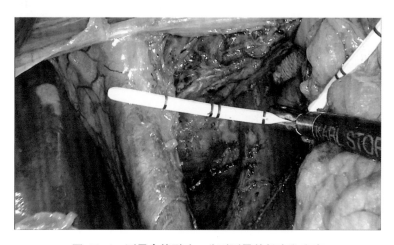

图 15-4　测量食管裂孔，分别测量其长度和宽度

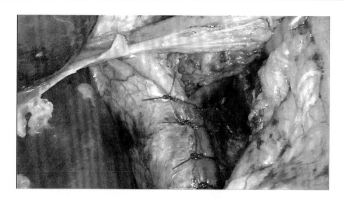

图 15-5 缝合修补食管裂孔

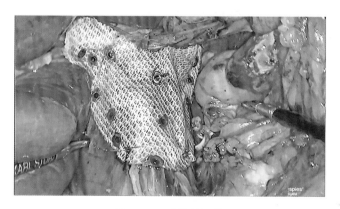

图 15-6 疝修补网片

（8）通过食管后窗，牵拉胃底，用擦皮鞋动作进行位置调整（图 15-7），确保胃底处于适当的位置且没有扭转。

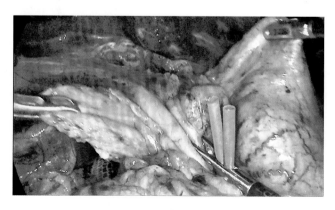

图 15-7 擦皮鞋动作

（9）插入 60F 食管扩张器，胃底折叠包绕食管末端 2.5cm，一般用不可吸收线缝合 2~4 针（图 15-8），最远端一针缝合穿过食管肌层，确保胃底准确包绕食管，避免胃底包绕胃体形成双叶胃。胃底折叠完成后，也可将胃底缝合固定在膈肌上，可以避免扭转。

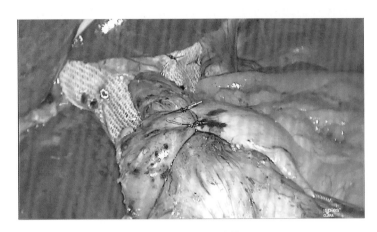

图 15-8　手术后的情况

（10）撤出扩张器，通过胃镜检查重建的食管胃结合部阀瓣的情况（图 15-9），并确保其处于适当的位置。

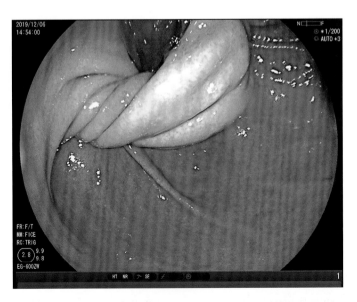

图 15-9　胃镜下重建的食管胃结合部阀瓣

手术中保护迷走神经对远期疗效有影响，邰沁文等的荟萃分析表明[1]：抗反流手术中保留迷走神经对减少食管裂孔疝术后复发的风险有积极意义，因此需要尽量避免损伤。在胃底折叠缝合时，注意避免胃底折叠包绕在胃体的部位，形成术后"双叶胃"而影响疗效（图 15-10）。双叶胃是指胃底缠绕在胃体，造成胃底和胃体在造影时均显示为囊状，形成胃分成 2 叶的影像特征。使用食管扩展器和术后胃镜检查可以使操作更加规范，但并非必需的步骤，可酌情使用。

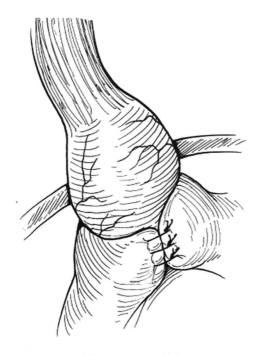

图 15-10 双叶胃

（二）手术争议点

1. 食管裂孔疝的处理

实施胃食管反流病的抗反流手术时应常规修复食管裂孔，恢复膈脚的抗反流作用。主要的问题是：食管裂孔的直径达到什么标准时使用疝修补网片尚无一致的标准，使用合成疝修补网片还是生物补片也没有达成共识。疝修补网片的形状不统一，可按形状分类分为 A 型、V 型、三角形、圆形等。有研究认为采用疝修补网片进行无张力修补并不会降低复发率[2]，并且疝修补网片可能会侵蚀食管，导致食管穿孔的严重并发症，因此，目前医学界对是否使用疝修补网片仍然持谨慎态度[3]。一般认为膈脚薄弱、肥胖患者、便秘患者可以使用疝修补网片，也有学者根据食管裂孔的直径确定是否使用疝修补网片，直径>5mm者建议使用。生物补片的使用也存在争议，有研究认为生物补片修补巨大的食管裂孔疝，复发率只有4.5%[4]，与单纯缝合修补的远期疗效无差异，再次复发时疝囊更小[5]。为了避免合成疝修补网片带来的并发症，也可采用生物补片进行修补。

2. 是否离断胃短血管

随着手术例数的不断增多，与手术结果有关的手术细节开始被关注和讨论，其中被关注最多的为是否离断胃短血管。离断胃短血管，使胃底充分游离，以保证胃底宽松折叠，这是Nissen手术的重要步骤，但是有研究认为离断胃短血管会增加术后胃胀气的相关并发症，此外，离断胃短血管还增加了手术的复杂性，也有研究不支持这一观点[6]。

二、开腹Nissen手术

目前开放的Nissen手术开展不多，但一些特殊情况，开腹手术仍然不可避免，主要的适应证为：①既往多次行腹部手术，腹腔粘连严重；②需要使用大号的食管扩张器（穿孔率高）。开腹手术的适应证是相对的，手术的技术原则与腹腔镜手术相同。

三、经胸Nissen手术

特殊情况下，也需要经胸腔入路手术，主要适合于需要在胸部同时处理食管疾病和肺部疾病，或腹部情况不适合再次手术的病例，包括：①曾经进行经腹食管裂孔疝修补术，经胸可以提供较好的显露，安全分离先前的修补；②因弥漫性食管痉挛，需要同时行食管肌层切开术；③各种原因导致的短食管，例如，先天性短食管，或由于巴雷特食管、食管纤维化导致食管缩短，或巨大食管裂孔疝合并食管缩短等情况，需要经胸游离食管，使胃底折叠后腹腔短食管无张力地位于腹腔内；④同时合并肺部疾病者需要手术治疗。经胸手术虽然手术入路与操作顺序不同，但仍需要使胃底折叠后腹段食管保持无张力地位于腹腔内。

四、并发症

腹腔镜Nissen手术的并发症主要包括Nissen手术固有的并发症和手术技术

相关的并发症两个方面。

（一）Nissen 手术固有的并发症

1. 吞咽困难

Nissen 手术后，食管下段压力增加，术后患者出现吞咽困难或哽噎感，一般随着术后水肿的消退而减轻或消失，部分患者可长期存在，如果影响进食，需要在内镜下进行球囊扩张术，如扩张术无效，可以将 Nissen 手术改为部分折叠的术式。

2. 胃胀气

Nissen 手术后重建的食管胃结合部阀瓣是一个高效的单向阀瓣，可以有效阻止胃内气体和液体的反流，但同时也阻断了生理性胃胀的舒缓机制。患者无法嗳气，以致于胃内胀气，出现胃胀或上腹部胀感，这部分气体一般可从肛门排出，导致术后肛门排气增多。由于液体无法反流，患者也无法通过呕吐排出胃内容物。

（二）手术副损伤

1. 胸膜损伤和气胸

手术副损伤主要是由手术损伤周围的组织和脏器引起，在游离食管时，有可能损伤到左侧胸膜，而发生气胸，尤其是在游离大型食管裂孔疝时或粘连导致分离困难的情况下更容易发生。通过小心细致地分离，分离时器械尖端不要超过膈肌水平，可有效减少胸膜的损伤。手术中损伤胸膜，可以通过呼吸机鼓肺，缝合胸膜，无须留置胸腔引流管。若手术后发现气胸，根据气胸量和症状决定是否留置引流管，少量的气胸和无症状者，一般可以自行吸收。

2. 食管、胃的损伤及穿孔

在游离食管和胃的过程中，有可能出现损伤，导致术后出现穿孔，引起腹膜炎。此外，胃底缝合折叠的过程也可能是损伤的原因之一，随着经验的不断增长，损伤的发生率也会越来越少。胃底的缺血坏死也可能是穿孔的原因之一，但较为罕见，偶见于对胃底操作较多的 Collis-Nissen 手术 [7]。

3. 血管与心脏损伤

血管损伤可能为游离食管裂孔的副损伤，以及缝合膈脚修补食管裂孔的过程中的缝针损伤，可能损伤的血管为下腔静脉、腹主动脉和肝左动脉，胃短血管结扎不牢固也可能是出血的原因之一。在游离过程中注意精细操作，及时发现和处理损伤是主要的措施。血管损伤引起的大出血罕见，但一旦发生，需要果断中转进行开腹处理。缝合引起的损伤一般可以通过压迫止血。由于食管裂孔与右心室相毗邻，也可见到心室损伤的报道，需要注意仔细操作。有些罕见的并发症也有报道，Jaffan AA 等报道了 Nissen 手术后胃主动脉瘘的病例 [8]。

4. 肝脏损伤

肝脏损伤不多见，主要为牵拉引起的损伤导致的轻微出血，一般通过电凝或压迫可以止血。

5. 脾脏损伤

脾脏损伤注意与游离胃底的操作有关，过度牵拉可导致脾脏包膜撕裂，引起出血，可通过药物喷洒联合电凝止血。在牵拉过程中，也可能撕裂胃短血管，可以用超声刀电凝止血或血管夹止血。

6. 迷走神经损伤

术后短期胃排空延迟属于正常现象，但长期胃排空延迟与迷走神经损伤有关，迷走神经损伤主要发生在游离食管的过程中，可能引起消化功能紊乱和胆道系统并发症，如胃排空障碍、腹胀、胆道结石等。

其他手术并发症发生与一般手术相同，例如血管栓塞和感染等，处理原则也相同。如果采用疝修补网片对食管裂孔疝进行修补，疝修补网片对食管可能有慢性侵蚀作用，导致食管穿孔。采用生物补片（脱细胞支架补片）可以避免异物的侵蚀问题，但其远期疗效还有待观察。由于 Nissen 手术对饮食的影响，临床观察到 Nissen 手术的远期效应具有显著的减重作用 [9]。

五、围手术期管理

腹腔镜下的 Nissen 手术创伤不大，属于 I 类切口的手术，建议采用加速康复外科措施进行围手术管理及完善的疼痛管理，尽早恢复进食。在术后麻醉效应结束后，鼓励患者恢复正常的活动，进食流食。

（邰沁文　李亮）

参考文献

[1] 郜沁文, 肖杨, 张金辉, 等. 食管裂孔疝抗反流术保留迷走神经对术后复发风险影响的 Meta 分析 [J]. 中华胃食管反流电子杂志, 2020,7(2):77–83.

[2] Analatos A, Håkanson BS, Lundell L, et al. Tension-free mesh versus suture-alone cruroplasty in antireflux surgery: a randomized, double-blind clinical trial [J]. Br J Surg, 2020, 107(13):1731–1740.

[3] Köckerling F, Zarras K, Adolf D, et al. What is the reality of hiatal hernia management?a registry analysis [J]. Front Surg, 2020, 7:584196.

[4] Tartaglia E, Cuccurullo D, Guerriero L, et al. The use of biosynthetic mesh in giant hiatal hernia repair: is there a rationale? A 3-year single-center experience [J]. Hernia, 2021, 25(5):1355–1361.

[5] 克力木·阿不热都依木, 张成. 抗反流外科 [M]. 北京: 人民卫生出版社, 2018:161.

[6] Velanovich V. Practice-changing milestones in anti-reflux and hiatal hernia surgery: a single surgeon perspective over 27 years and 1200 operations [J]. J Gastrointest Surg, 2021, 25(11):2757–2769.

[7] Misheva B, Hajjar R, Schwenter F, et al. Gastric necrosis late after a Collis-Nissen Procedure [J]. J Surg Case Rep, 2019, 2019(10):272.

[8] Jaffan AA, Larson J, Kapur S. Primary aortogastric fistula following Nissen fundoplication: A case report [J]. Int J Surg Case Rep, 2020, 77:890–893.

[9] 吾布力卡斯木·吾拉木, 艾克拜尔·艾力, 李义亮, 等. 抗反流手术对体重的影响 [J]. 中华胃食管反流病电子杂志, 2019, 6(4):192–195.

第 16 章

胃部分切除术后的胃食管反流问题及治疗

胃食管反流是胃部分切除术后的常见并发症之一，并发症主要原因是手术后破坏了食管胃结合部的抗反流机制。这种类型的胃食管反流的药物治疗与一般胃食管反流病治疗原则相同，以抑制胃酸、黏膜阻隔剂和促胃肠动力药物为主，因此本章不再重复论述药物治疗问题。这种类型的胃食管反流为解剖异常导致的抗反流机制异常引起，手术治疗是唯一可治愈的手段。在药物控制症状不佳或不愿意长期使用药物治疗的患者中，可以手术治疗。需要指出的是，手术前也需要对病情进行全面监测和检查，在客观评估的基础上选择手术方式。

一、减重手术后的胃食管反流

随着社会经济的发展，肥胖成为当今社会主要的健康问题之一，减重手术的开展越来越广泛，减重手术后的胃食管反流问题也逐渐突出。

（一）解剖改变

减重手术主要有 2 种术式，分别是袖状胃手术和胃旁路手术。Donder Y 等研究 [1] 发现：进行腹腔镜袖状胃切除术的同时修补食管裂孔疝，并不减少术后胃食管反流的发生。说明术后胃食管反流问题与胃手术本身有关。

1. 袖状胃手术

袖状胃手术又称为 Sleeve 手术，主要操作为：沿胃大弯侧切除胃的大部分，包括全部胃底、大部分胃体和胃窦部，形成连接贲门和幽门的管型胃（图16-1）。由于切除了胃底部，手术后胃的 His 角和食管胃结合部阀瓣消失，患者失去了食管胃结合部的抗反流机制之一，容易出现术后反流。

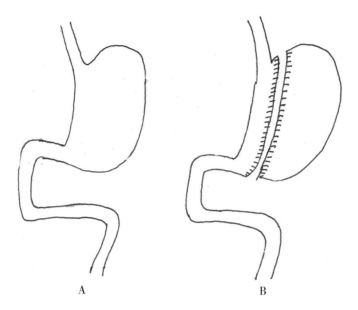

图 16-1　袖状胃手术示意图。A. 术前。B. 术后

2. 胃旁路手术

胃旁路手术的原理本质上是一种胃与小肠的 Roux-en-Y 的旁路手术（图 16-2），目前主要的胃旁路减重术式为胆胰分流术，将远端胃和大部分小肠旷置，使这部分胃和小肠成为消化液引流的通道，不具消化吸收的作用，近端胃留下很小的胃囊与远端小肠吻合，从而达到减小胃的容积和减少小肠吸收面积的作用。虽然手术留下的胃囊很小，但是仍然具有泌酸功能。该手术与袖状胃手术一样，失去了食管胃结合部阀瓣的抗反流作用，因此也可合并术后反流的问题。胃旁路手术后的胃囊体积较袖状胃小，胃酸分泌少，并且胃旁路手术具有较好引流胃内容物的作用和抗反流作用，因此反流问题少见，但可能合并食管运动障碍问题[2]。

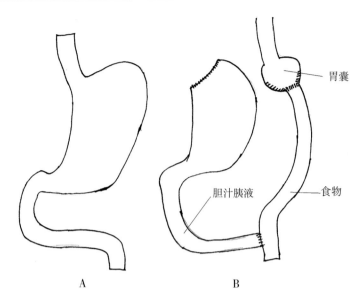

胃囊

胆汁胰液

食物

A B

图 16-2　胃旁路手术示意图。A. 术前。B. 术后

（二）治　疗

症状轻者可以予药物治疗，药物治疗只能作为症状管理的措施，手术治疗是治愈胃食管反流的唯一措施，由于胃底被切除或被旷置，剩余的袖状胃或胃囊不具备胃底折叠的条件，在目前的条件下，磁性括约肌手术简单易行，容易标准化，是较好的选择[3]。对于袖状胃手术后的反流问题，手术方案需要结合减重效果决定。在 2 种减重手术中，虽然胃旁路手术中胃囊有分泌胃酸和反流的可能，但其本质上是一种 Roux-en-Y 的旁路手术，具有一定抗反流的作用，减重效果也较袖状胃手术好。在袖状胃手术减重效果不理想的情况下，也可将袖状胃手术改为胃旁路手术，既可达到减重的目的，也可治疗胃食管反流的共病[4]。胃旁路手术后反流情况少见，如需手术治疗，在无食管运动障碍的情况下，磁性括约肌术也是较好的选择。

（三）预　防

由于术后反流问题逐渐被重视，对于肥胖症合并胃食管反流病的病例，不建议进行袖状胃手术，也有的术者在手术时做预防性的处理，在袖状胃手术中同时进行胃底折叠术，即 Sleeve-Nissen 手术，取得较好的短期效果，但其远期疗效还需要长期随访观察。由于目前缺乏足够数量的长期随访的病例，因此在开展 Sleeve-Nissen 手术时需要谨慎评估[5]。对于肥胖症同时伴有胃食管反流病的情况，也有胃旁路手术与胃底折叠术同时进行的尝试[6]。

二、近端胃切除术的胃食管反流

近端胃切除术主要用于食管胃结合部肿瘤，由于其术后的反流问题严重，对生活质量影响大[7]，目前实际应用较少。

（一）解剖改变

近端胃切除术切除了贲门、胃底和部分胃体，将食管与远端胃体吻合（图16-3）。这种消化道重建方式同样不具备食管胃结合部阀瓣的抗反流作用，并且剩余的胃体积相对于减重手术而言更大，可以分泌更多的胃酸，因此术后胃食管反流问题突出，有的患者甚至无法平卧，对生活质量造成很大的影响。

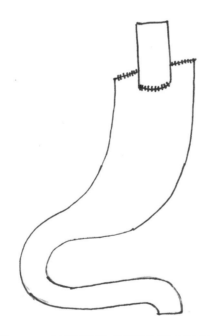

图 16-3　近端胃切除术后消化道重建示意图

（二）治　疗

药物治疗是症状管理的主要措施之一，但只能抑制胃酸分泌，无法减少反流量，手术是唯一可治愈的治疗方式。简单有效的治疗方式为磁性括约肌技术，其他的手术方式需要根据原来重建的方式个体化选择。手术前需要进行上消化道造影，明确残胃的体积，如果残胃的体积较大，可以满足对食管荷包样包埋的条件，可以将残胃包绕食管腹段，形成类似 Nissen 手术的 360° 的食管包绕。也可以在食管和残胃之间植入一段小肠，避免胃内液体反流到食管，刺激食管引起胃食管反流症状。

（三）预　防

由于食管胃结合部恶性肿瘤一般行全胃切除术，近端胃切除术已经很少使用，但因食管胃结合部的良性疾病而手术的病例选择全胃切除术又面临选择的困境，医生或患者可能都不愿意选择全胃切除术，因此近端胃切除术仍然有一定的应用，为了兼顾治疗效果和生活质量，如何进行抗反流治疗是目前的研究热点。手术中同时作预防性的处理是理想的预防手段之一，可以在消化道重建完成后，将胃体荷包样包埋食管，形成类似于 Nissen 手术的效果。国内朱晓峰等采用的胃肌瓣形式[8]，与胃体荷包样包埋食管具有相似的原理，也取得较好的预防反流的效果。他们将小肠间置于食管和胃之间，可有效地避免反流。

三、远端胃切除术后的胃食管反流

远端胃切除术是目前常见的胃部手术之一，远端胃切除术联合淋巴结清扫用是胃窦癌根治术的常见术式，单纯远端胃切除术常见于胃良性肿瘤或溃疡的手术治疗。

（一）解剖改变

远端胃切除术后常见的消化道重建方式为毕-Ⅰ式重建（图 16-4）和毕-Ⅱ式重建（图 16-5），毕-Ⅰ式重建为残胃与十二指肠吻合，毕-Ⅱ式重建为残胃与空肠吻合。在两种重建方式中，毕-Ⅰ式最符合胃肠道原来的生理，毕-Ⅱ式重建的输入袢的功能是引流胆汁，但这些胆汁同时也进入残胃中，尤其是在进食时胆汁大量分泌更为明显，因此术后胆汁性胃炎明显，相比而言，毕-Ⅰ式的胆汁反流问题虽也常见，但一般不严重。远端胃切除术并没改变食管胃结合部的抗反流机制，但也可见术后反流的问题，多为手术后胆汁反流入残胃。如果术前无胃食管反流病存在，术后的反流是在原来存在反流的解剖或功能异常的基础上，出现的碱反流，也可能是酸碱混合反流；如果术前已存在反流，即需要参考术前的情况整体分析。

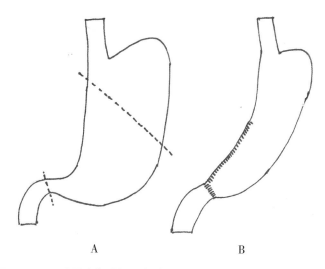

图 16-4 远端胃大部分切除与毕 – Ⅰ式重建。A．术前。B．术后

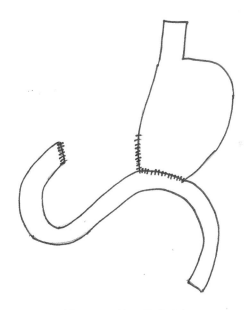

图 16-5 毕 – Ⅱ式重建

（二）治　疗

由于远端胃切除术后存在更大的碱反流的概率，胃食管反流的情况较其他胃手术后的情况复杂。如为单纯的碱反流，抗酸药物治疗效果差，药物治疗需要以促胃肠动力药与黏膜阻隔剂为主；如为酸反流为主或酸碱混合反流，抗酸药物可发挥重要作用，因此在进行药物治疗时需要进行 24h 阻抗监测，以指导

用药。对于手术治疗，情况也较其他胃部手术后的反流复杂，并且可供选择的治疗方式也较多，包括射频消融治疗、腔内治疗和手术等，因此需要在全面评估后选择合适的治疗方式。

1. 射频消融治疗

对于食管下括约肌单纯松弛的患者，无食管运动障碍和食管裂孔疝等情况，可以选择射频消融治疗。

2. 腔内治疗

对于未合并食管裂孔疝、食管胃结合部阀瓣Ⅱ级的患者，可以行内镜下胃底折叠术。

3. 胃底折叠术或磁性括约肌术

远端胃切除术后胃底尚存在，因此具有行胃底折叠术的条件，对于合并食管裂孔疝，且食管胃结合部阀瓣异常的患者，可以选择胃底折叠术＋食管裂孔疝修补术[9]，或磁性括约肌植入术[10]＋食管裂孔疝修补术，二者都可以取得较好的疗效。

4. 更改消化道重建方式

对于无食管胃结合部抗反流机制异常的患者，24h阻抗监测到碱反流，又存在明显的胃食管反流症状，可能的原因是食管对碱反流的敏感性过高，可将消化道重建方式改为Roux-en-Y。Roux-en-Y较毕－Ⅰ式重建具有更低的胆汁反流概率，因此也肯定较毕－Ⅱ式重建的胆汁反流概率低，可以有效避免或减少碱性物质进入胃内，是有效的治疗方式[11]，同时也是治疗严重胆汁反流性胃炎的手段之一。

（三）预　防

在进行胃手术前，应对可能存在的胃食管反流情况进行评估，在手术时一并处理是理想的预防措施之一。常见的方式是食管裂孔疝修补同时进行胃底折叠术。

随着生活水平的提高，人们不仅重视疾病的治疗，也开始逐渐重视术后生活质量。目前人们对胃手术后的反流问题缺乏足够的经验总结，也缺乏长期随访以验证其远期疗效，因此，在选择手术治疗方案时，应该对病情进行全面评估，并与患者进行充分交流。

（李亮　谢肖俊）

参考文献

[1] Donder Y, Eren SK, Topuz O, et al. Comparison of patients with and without hiatal hernia repair during laparoscopic sleeve gastrectomy: single-centre experience [J]. J Coll Physicians Surg Pak, 2021, 31(3):273–277.

[2] Borbély Y, Kröll D, Nett PC, et al. Radiologic, endoscopic, and functional patterns in patients with symptomatic gastroesophageal reflux disease after Roux-en-Y gastric bypass [J]. Surg Obes Relat Dis, 2018, 14(6):764–768.

[3] Riva CG, Asti E, Lazzari V, et al. Magnetic sphincter augmentation after gastric surgery [J]. JSLS, 2019, 23(4):e2019.00035.

[4] Petrucciani N, Etienne JH, Sebastianelli L, et al. Roux-en-Y gastric bypass as revisional surgery [J]. Minerva Surg, 2021, 76(1):8–16.

[5] Carandina S, Zulian V, Nedelcu A, et al. Is it safe to combine a fundoplication to sleeve gastrectomy? review of literature [J]. Medicina (Kaunas), 2021, 57(4):392.

[6] Petrucciani N, Sebastianelli L, Frey S, et al. From nissen fundoplication to Roux-en-Y gastric bypass to treat both GERD and morbid obesity [J]. Obes Surg, 2020, 30(2):790–792.

[7] 闫红霞, 李琦, 韦俭俭, 等. 胃癌患者术后近期生活质量现状及相关因素分析 [J]. 中国肿瘤临床与康复, 2021, 28(1):9–12.

[8] 朱晓峰, 熊文俊, 郑燕生, 等. 腹腔镜食管胃吻合肌瓣成形术对于直径＞ 5cm 食管胃结合部肿瘤近端胃切除术后消化道重建安全可行 [J]. 中华胃肠外科杂志, 2021, 24(2):167–172.

[9] 翁晓晖, 朱晓燕, 贺强, 等. 腹腔镜抗反流手术治疗胃部分切除术后胃食管反流的疗效观察 [J]. 腹腔镜外科杂志, 2021, 26(3):182–185.

[10] Melloni M, Lazzari V, Asti E, et al. Magnetic sphincter augmentation is an effective option for refractory duodeno-gastro-oesophageal reflux following Billroth II gastrectomy [J]. BMJ Case Rep, 2018:bcr2018225364.

[11] Park JM, Yoon SJ, Kim JW, et al. Laparoscopic hiatal hernia repair and roux-en-Y conversion for refractory duodeno-gastroesophageal reflux after billroth I distal gastrectomy [J]. J Gastric Cancer, 2020, 20(3):337–343.

第 *17* 章

儿童与青少年胃食管反流病

胃食管反流病是儿童与青少年常见临床问题之一，二者也存在一定的差异，新生儿、学龄前儿童的胃食管反流问题多数是生理性的，也可见病理性反流，但新生儿的胃食管反流问题可能导致误吸而有生命的危险，而儿童和青少年的胃食管反流问题多数属于病理性。

一、解剖与生理

从新生儿到青少年，其身体构造发生了较大的变化，尤其是食管胃结合部的抗反流机制，因此不同年龄的儿童和青少年胃食管反流病的特点差异较大。

（一）新生儿时期学龄前儿童食管胃结合部的发育

新生儿、学龄前儿童的食管胃结合部解剖与成年人不同，这是其容易出现胃食管反流的解剖学基础。

1. 食管的变化

正常年长儿童的食管解剖与成人相似，但新生儿、乳儿的食管通常为两头宽中间窄的特点，为下端稍宽、较直、略呈梭形的漏斗形管道，胃内容物容易反流，上端食管入口宽，反流物容易反流入咽喉部，进入呼吸道，所以食管两端的括约肌都无法有效发挥抗反流作用。

2. 食管下括约肌的变化

儿童食管胃结合部的位置较成人高，与儿童颈短、膈穹窿高、胸腔小、心脏和心底血管位置较高有关。新生儿食管下括约肌发育不成熟，黏膜层缺乏弹性组织，导致新生儿容易出现胃食管反流，一般在 8~10 个月后症状消失。

3. 胃及食管胃结合部阀瓣的变化

新生儿的胃呈弯曲的管状（图 17-1）或鱼钩状，胃大弯及胃底发育不全，没有形成明显的 His 角，导致食管胃结合部阀瓣无法形成，缺乏食管胃结合部的重要的抗反流机制。乳儿阶段，胃的形态逐渐发生明显的改变，以胃底和食管胃结合部的发育速度最快，逐渐向成年人的胃形态发育，形成完善的食管胃结合部抗反流机制，可以有效地起到抗反流的作用。婴儿期 His 角为 30°~50°，至 7~11 岁胃发育已经接近成人[1]，胃食管抗反流病的机制发育完全。

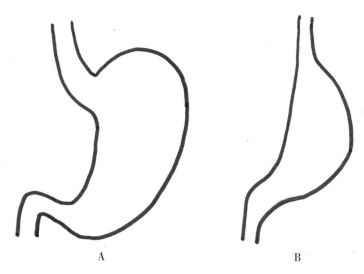

图 17-1　成人胃（A）与新生儿胃（B）形态示意图

从抗反流的角度来讲，食管胃结合部首先发育食管下括约肌的抗反流机制，然后形成食管胃结合部阀瓣的次要抗反流机制。由于新生儿和乳儿的胃酸及消化酶分泌少，胃食管反流一般不造成病理性损害和不适。较大的儿童和青少年胃的解剖和功能发育成熟，胃酸和消化酶分泌增多，胃食管反流可以带来病理性损害，形成胃食管反流病。此外，先天性短食管可妨碍食管胃结合部的发育，导致持续的胃食管反流问题。

（二）学龄期至青少年时期的胃食管反流病

这个阶段的儿童和青少年的食管胃结合部已经发育成熟，胃食管反流病的病因与成年人相同，有更多病例合并食管裂孔疝。除了食管胃结合部的解剖和生理异常外，神经系统的疾病也引起胃食管反流病。

二、流行病学

新生儿和婴幼儿的生理性胃食管反流病发病率达 60%~70%[2]，且可随发育而自行消失。部分患儿持续存在胃食管反流病的症状，至青少年时期，仍有 0.8%~7.6%[2] 的青少年存在胃食管反流症状。胃食管反流病在学龄期儿童中，年龄较小者发病率为 5%[3]，10 岁以上的儿童发病率约为 10%[3]。

三、临床表现

学龄儿童和青少年可正确表达身体的不适，根据典型的临床表现不难诊断。新生儿和婴幼儿的病理性胃食管反流病可以影响到食管、咽部和呼吸系统，甚至中耳炎与胃食管反流病都有密切的关系 [4]，但新生儿和婴幼儿没有表达的能力，容易造成漏诊和误诊，其临床表现为反复呕吐、厌食或拒食、体重不增、易激惹、睡眠障碍、反复发作性肺炎。

四、辅助检查

儿童及青少年的胃食管反流病检查和评估与成人相同，检查操作要点也与成人相同，但适应范围受年龄因素的影响。主要检查包括高分辨率食管测压、24h 阻抗监测、内镜检查、上消化道造影等。由于新生儿的食管解剖和生理特点与成人不同，在评估这些检查结果时需要注意与具体的病理生理因素结合起来综合分析，例如儿童胃食管反流病对治疗的反应与食管的清除率有关 [5]，而不是与基础阻抗相关。

五、诊　断

胃食管反流病可以表现为典型的症状，也可以表现为不典型的症状，临床表现异质性明显，而儿童的胃食管反流还存在生理性反流与病理性反流的问题，因此诊断需要结合相关的检查综合考虑。在鉴别诊断中，儿童与成年人不同之处是需要与一些先天性发育异常的疾病鉴别，例如，先天性幽门肥厚、胃扭转、肠旋转异常、环状胰腺等，这些疾病也可因梗阻而导致死亡。

（一）早产儿的胃食管反流病

早产儿咽部及呼吸系统发育不成熟，其胃食管反流病常表现为呼吸问题，经常出现吸入性肺炎，甚至呼吸暂停或窒息而导致死亡。如早产儿在出生后 5d

内经常出现难以解释的溢奶及呼吸问题，例如，烦躁、心率加快、面色青紫、呼吸困难等，应考虑胃食管反流病。对于反复发生肺部感染，早期识别和处理，可以降低相关的死亡率[6]。

（二）婴儿的胃食管反流病

足月产的婴儿胃食管反流病多发生在出生后 4 个月以内，有时可持续到 4 岁，多数为生理性反流，表现为溢奶，生长发育不受影响，随着发育可逐渐减轻或消失。也可能出现病理性的胃食管反流问题，表现为喂奶时哭闹、拒食和易激惹等，睡眠时因呛咳突然惊醒，或反复发生肺部感染等。长期糜烂性食管炎可导致慢性出血，甚至发展为食管狭窄，但较为少见。

（三）学龄前儿童的胃食管反流病

学龄前儿童的病理性胃食管反流病临床表现与成人相似，表现为腹痛、反酸、烧心等不适，但受表达能力的影响，不一定能准确表达自己的不适，有的患儿合并食管外症状，反复出现咽痛、声音嘶哑、中耳炎、鼻窦炎、口腔溃疡和龋齿，有的患儿由于不适而不愿进食。

（四）学龄期儿童和青少年的胃食管反流病

学龄期儿童和青少年的临床表现与成人相同，并且具有相对较好的表达能力，可以较好地表达自己的不适，有的患者由于并发症或进食减少，可出现发育迟缓的问题。

六、治　疗

目前，内镜下胃底折叠术和射频消融等治疗应用于儿童和青少年胃食管反流病的案例不多。儿童和青少年胃食管反流病的主要治疗手段为药物治疗和手术治疗，多数病例经药物治疗后预后良好。早产或足月产的新生儿，胃食管反流病可能影响到呼吸系统，甚至会有生命危险，需要注意监护和喂养。

（一）新生儿呼吸系统并发症的处理

新生儿出现呼吸问题，需吸痰，保持呼吸道通畅，留置胃管，吸出胃内容物，还应注意护理，喂奶后经常抱起拍背，睡眠时可采取头抬高 30° 的斜卧位。营养管理在 1 岁以内的患儿中是重要的胃食管反流病治疗措施，稠厚的食物排空时间长,更容易反流,应予避免。病情严重者,可用鼻肠管喂养,控制喂养速度,保证喂养量,并避免反流导致的误吸等并发症[7]。食管胃结合部的抗反流机制逐渐发育成熟可明显改善病情[8],因此,营养支持以维持新生儿的正常发育有重要的治疗意义。

(二)药物治疗

药物的治疗原则及药品选择与成人相同,主要作用是缓解症状、改善生活质量和预防并发症,但需注意用药剂量和副作用问题。需要注意副作用的特点也与成人不同,长期使用质子泵抑制剂可导致儿童电解质紊乱,Famouri F 等研究发现长期使用奥美拉唑可导致儿童低钠、低钙和低镁血症[9],因此需要对药物治疗进行规范化的管理[10]。

(三)手术治疗

严重的胃食管反流病可采取手术治疗,因常合并食管裂孔疝,可同时进胃底折叠术和食管裂孔疝修补术,手术后生活质量可明显改善[11]。随着腹腔镜微创技术的普及,手术指征逐渐放宽,目前的手术指征如下。

· 内科治疗 6~8 周无效,虽然无严重并发症,但导致营养不良、生长发育迟缓。

· 食管本身病变严重,如严重的食管炎伴溃疡、食管狭窄、溃疡出血或慢性出血至贫血等。

· 伴食管裂孔疝或短食管。

· 严重的呼吸系统并发症,如反复发作的吸入性肺炎、窒息。

常见的抗反流手术为腹腔镜下 Nissen 手术和腹腔镜下 Toupet 手术。目前已发表的文献显示,腹腔镜下 Toupet 手术的比例更高,可能是由于非食管全包绕的 Toupet 手术对胃和食管发育影响更小。胃食管反流病的具体手术操作步骤与成人手术相同。临床中对儿童迷走神经等细小的解剖结构的辨认和避免神经损伤比成人困难,因此有的学者附加幽门成形术,以避免胃的排空异常而影响手术效果。儿童和青少年的胃食管反流病比成人异质性更加明显,手术适应证和手术方式的选择应个体化处理[12]。

(林月钰 李亮)

参考文献

[1] 苗华, 马传响, 宋亮, 等. 小儿内脏器官年龄解剖学 [M]. 北京: 科学出版社, 2020:28–30.

[2] Friedman C, Sarantos G, Katz S, et al. Understanding gastroesophageal reflux disease in children [J]. JAAPA, 2021, 34(2):12–18.

[3] Berg EA, Khlevner J. Treatment of gastroesophageal reflux disease in children [J]. Pediatr Rev, 2021, 42(1):51–53.

[4] Wu ZH, Tang Y, Niu X, et al. The relationship between otitis media with effusion and gastroesophageal reflux disease: a meta-analysis [J]. Otol Neurotol, 2021, 42(3):e245–e253.

[5] Nobile S, Meneghin F, Marchionni P, et al. Response to therapy among neonateswith gastro-esophageal reflux is associated with esophageal clearance [J]. Early Hum Dev, 2021, 152:105248.

[6] Nandan D, Mittal H, Sharma A, et al. Thinking beyond infections in children with recurrent/persistent pneumonia [J]. Trop Doct, 2021, 18:494755211002029.

[7] Chen MC, Chao HC, Yeh PJ, et al. Therapeutic efficacy of nasoenteric tube feeding in children needing enteral nutrition [J]. Front Pediatr, 2021, 9:646395.

[8] Jadcherla SR, Hasenstab KA, Gulati IK, et al. Impact of feeding strategies with acid suppression on esophageal reflexes in human neonates with gastroesophageal reflux disease: a single-blinded randomized clinical trial [J]. Clin Transl Gastroenterol, 2020, 11(11):e00249.

[9] Famouri F, Derakhshani F, Madihi Y, et al. Electrolyte disturbances in children receiving omeprazole for gastroesophageal reflux disease [J]. J Res Med Sci, 2020, 25:106.

[10] Shakeel FM, Crews J, Jensen P, et al. Decreasing inappropriate use of antireflux medications by standardizing gastroesophageal reflux disease management in NICU [J]. Pediatr Qual Saf, 2021, 6(2):e394.

[11] Frongia G, Weitz D, Bauer J, et al. Quality of life improves following laparoscopic hemifundoplication in neurologically non-impaired children with gastroesophageal reflux disease: a propensity score-matched analysis [J]. J Invest Surg, 2020, 29:1–6.

[12] Akhparov NN, Boranbayeva RZ, Suleimanova SB, et al. Current issues of GERDsurgical treatment in children [J]. Afr J Paediatr Surg, 2021, 18(1):47–52.

第 18 章

老年胃食管反流病

随着人口的老龄化，老年人胃食管反流病发病率逐渐升高[1]，并且由于老年人生理和心理的特点，其胃食管反流病的发病情况与中青年人也不同，在临床诊治时需要考虑老年人的特有问题。

一、病因特点

老年人身体机能减退，某些老年人有一些不良的生活习惯，或因疾病而长期用药等，都可能导致胃食管反流病。

（一）食管动力障碍

随着年龄的增大，老年人身体机能逐渐减退，食管蠕动能力减弱，清除能力降低，造成酸暴露增加和近端反流增加[2]，从而引起喉咽反流，以及误吸导致的呼吸系统并发症。老年人唾液分泌减少，中和反流物的作用减弱，同时胃肠蠕动和胃排空作用也减弱，这些因素可共同导致胃食管反流病。由于食管、胃、幽门和十二指肠的运动障碍及不协调，老年人胆汁反流发生率较中青年人高。

（二）不良生活习惯

我国酒文化盛行，老年人群吸烟喝酒的比例较高，加之年老孤独的原因，进一步助长了这种不良的生活习惯，这成为胃食管反流病的原因之一。

（三）身体组织变化

随着年龄的增加，老年人身体组织发生了明显的变化，成为导致胃食管反流病的原因之一，主要包括：①脂肪堆积明显，形成腹型肥胖，腹内压增高；

②年龄的增加也导致肌肉减少症，肌肉的质和量减少，食管裂孔疝发病率增加，食管下括约肌功能减弱；③食管黏膜随年龄的改变而变薄，组织抵抗力差，黏膜再生组织修复能力差，容易被反流物损伤，导致反流性食管炎。此外，由于虚弱等原因，部分老人难以保持直立体位，也是引起胃食管反流的原因之一。

（四）合并症的影响

老年人慢性合并症常对胃食管反流病产生影响，例如：脑卒中后遗症可使食管下括约肌压力降低，导致反流；部分老人长期卧床，也容易发生胃食管反流病；其他慢性病长期药物治疗可使食管黏膜损伤，可能引起食管下括约肌松弛[3]，导致胃食管反流。可降低食管下括约肌压力的药物包括氨茶碱、硝基衍生物，钙通道阻滞剂、地西泮、多巴胺类药物、三环类抗抑郁药、抗胆碱能类药物等。容易引起食管黏膜损伤的药物包括阿司匹林、非甾体抗炎药、钾盐，硫酸亚铁、皮质激素、二磷酸盐等。

（五）社会心理因素

由于社会和家庭的原因，部分老人长期处于不良的心境下，常有孤独、偏执、焦虑、抑郁等不良心态，这些不良心态可以导致或加强躯体化症状。刘杰等调查发现[4]：中国老年人胃食管反流病患者伴有明显的精神心理异常，且易处于焦虑和抑郁状态。

二、临床特点

老年人的体质差异大，内脏敏感性降低，因此，胃食管反流病的临床特点差异也很大。从典型的临床表现到不典型的临床表现均可出现，但典型的反酸、烧心等临床表现明显低于其他年龄阶段，非典型症状也不多见，而呕吐、食欲缺乏、体重减轻和贫血等非特异性症状明显增多。由于老年人疾病谱的不同，在诊断与鉴别诊断上也有不同的特点。

（一）注意鉴别食管源性胸痛与心源性胸痛

心脏疾病常见于老年人，而老年人的胃食管反流病有时也表现为非典型胸痛，常与心脏病混淆，部分患者被长期当作心脏病治疗而无明显的效果。诊断与鉴别诊断可参阅本书第10章。

（二）巴雷特食管有更高的恶变概率

老年人是恶性肿瘤的高发人群，同样老年人的巴雷特食管也更容易出现恶变，出现异型增生的概率是正常人群的 30~125 倍 [5]。因此，阻止胃食管反流，预防巴雷特食管异型增生和癌变意义重大，应定期监测并尽早治疗。

（三）老年人食管外表现比例更高

老年人敏感性降低，但反流物对咽部和呼吸系统可能产生慢性的影响，导致喉咽反流、支气管炎的等慢性食管外并发症，引起咽部异物感、慢性咳嗽。在胃食管反流病发病率逐年升高的情况下，慢性咳嗽与胃食管反流病的相关性正在被逐渐重视，需要重新评估它们之间的关系 [6]，尤其在老年人群中更需重视。

三、诊断和评估

老年人的胃食管反流病诊断与评估方法与一般人群相同，临床医生需要特别注意不典型的临床表现与食管外症状及胃食管反流病的关系，以避免误诊。对计划手术的病例，需要进行全面的评估，重点包括高分辨率食管测压、24h 阻抗监测、上消化道造影、CT 等检查。此外，对老年患者需要重视心理评估。

四、治 疗

由于老年人的生理特点和胃食管反流病的特点，应尽早确诊尽早治疗，主要的目标是：缓解症状，提高生活质量，预防复发和并发症。药物治疗可以治愈反流性食管炎，并作为长期症状管理的手段之一，但无法减少胃食管反流量，对减轻呼吸系统等食管外并发症的作用有限，而这些慢性并发症对老年人影响较大。目前，腹腔镜手术创伤小，并且从长远看，疗效和经济价值均较质子泵抑制剂有优势 [7]，因此，内镜下治疗和手术治疗应作为积极的治疗手段予以考虑。

（一）一般疗法

对老年人进行饮食指导，避免高脂和辛辣食物，避免饭后卧床和睡前进食，并戒除烟酒，可以减轻反流的症状，加强药物治疗的效果。根据身体条件，适当进行体育锻炼，可以增强体质，促进食管和胃肠道的蠕动。长期卧床者，可以采取斜坡卧位，避免长时间平卧。

（二）药物治疗

药物治疗原则与一般人群相同，质子泵抑制剂为一线治疗药物。由于老年人食管蠕动能力差，可以与促胃肠动力药联合使用。莫沙必利为 5-HT$_4$ 受体激动剂，直接作用于肠肌间神经丛，可促进乙酰胆碱释放，增强胃及十二指肠运动。伊托必利是一种新型促动力药，具有阻断多巴胺 D$_2$ 样受体及抑制乙酰胆碱酯酶活性的双重作用，而且能够抑制一过性食管下括约肌松弛（TLESR）[8]。促胃肠动力药可导致心律失常，有时可造成严重的并发症。老年人脏器代偿能力减弱，长期使用质子泵抑制剂副作用问题突出，长期使用者需要进行仔细评估[9]。

（三）射频消融术与内镜胃底折叠术

根据全面评估的结果，药物治疗效果差，或者无法坚持长期用药及不合并食管裂孔疝的病例，可以行内镜下射频消融术或内镜下胃底折叠术。射频消融术和内镜下胃底折叠术属于腔内治疗，创伤小，并且可以避免长期使用药物带来的副作用，对老年患者而言显得更有意义。

（四）磁性括约肌与手术治疗

由于药物治疗、磁性括约肌植入术与胃底折叠术具有同样的疗效[10]，磁性括约肌植入术 + 食管裂孔疝修补术或胃底折叠术 + 食管裂孔疝修补术是合并食管裂孔疝的病例的理想治疗手段。目前的手术多数在腹腔镜下进行，手术创伤小，与腔内治疗一样，可以避免长期药物治疗带来的副作用，对于有手术适应证且可以耐受手术的患者，可积极考虑手术治疗，以改善生活质量。

（五）心理干预

老年人的心理问题容易被长期忽略，对躯体化症状明显者，或者合并焦虑、抑郁患者，可进行心理干预，或使用质子泵抑制剂联合抗焦虑或抗抑郁药物，见效快，症状缓解明显。对老年患者进行个性化的护理，也可改善其心理状态和生活质量[11]，提升治疗效果。

老年人胃食管反流病的治疗原则与一般人群相同，但是老年胃食管反流病又有其特殊之处，治疗原则中最重要的是早期诊断和最佳的慢病管理[12]，具体治疗方式应该在综合分析的基础上个性化选择。

（陈少逸 李亮）

参考文献

[1] 石蕾，王薇．老年胃食管反流病的诊治 [J]．中华诊断学电子杂志，2017, 5(2):73–79.

[2] 刘序友，黄妙灵，叶国荣，等．老年胃食管反流病的临床特征、食管动力学及酸暴露特点分析 [J]．中国医学创新，2019, 16(10):52–55.

[3] 魏晟，董丽凤，蒋大健，等．北京城市社区老年胃食管反流病临床特征研究 [J]．中国当代医药，2019, 26(20):155–158.

[4] 刘杰，韦瑞玲，余跃．中国老年胃食管反流病患者心理健康状况的 Meta 分析 [J]．安徽医学，2019, 49(4):370–373.

[5] Arroyo-Nartunez Q, Rodriguez-Tellz M, Garcia-Escudero A, et al. Epidemiology of Barrett's esophagus and esophageal adenocarnoma in Spain. Aunicentrics study [J].Rev Esp Enfrrm Dig, 2016, 108(10):609–617.

[6] Lee JH, Song WJ. Perspectives on chronic cough in Korea [J]. J Thorac Dis, 2020, 12(9):5194–5206.

[7] Park S, Park S, Park JM, et al. Anti-reflux surgery versus proton pump inhibitorsfor severe gastroesophageal reflux disease: a cost-effectiveness study in korea [J]. J Neurogastroenterol Motil, 2020, 26(2):215–223.

[8] 徐龙，王智昊，薛变变，等．老年胃食管反流病患者的临床特点及治疗方案 [J]．中国老年医学杂志，2016, 12(36):2964–2965.

[9] Rababa M, Rababa'h A. Community-dwelling older adults'awareness of the inappropriate use of proton pump inhibitors [J]. BMC Geriatr, 2020, 20(1):431.

[10] Dunn C, Bildzukewicz N, Lipham J. Magnetic sphincter augmentation for gastro-esophageal reflux disease [J]. Gastrointest Endosc Clin N Am, 2020, 30(2):325–342.

[11] 魏雯，王庆芳，钱绪芬，等．个性化护理对老年胃食管反流病患者临床疗效、心理状态及生命质量的影响分析 [J]．中华胃食管反流病电子杂志，2017, 4(1):40–42.

[12] Otaki F, Iyer PG. Gastroesophageal reflux disease and barrett esophagus in the elderly [J]. Clin Geriatr Med, 2021, 37(1):17–29.

第 19 章

难治性胃食管反流病

抑酸治疗是胃食管反流病的主要药物治疗方式，多数情况下疗效显著，部分患者对质子泵抑制剂治疗反应差，甚至在治疗过程中出现黏膜损害或新的反流症状，这种病例为难治性胃食管反流病，其定义为[1]：双倍剂量的质子泵抑制剂治疗 8~12 周，烧心和反流症状无明显改善。难治性胃食管反流病会影响患者的生活质量，同时也增加了政府的卫生支出。

一、原　因

难治性胃食管反流病是针对胃食管反流病治疗中的抑酸治疗而言，并非真正病理生理意义上的难以治疗，因此又称为质子泵抑制剂治疗失败性胃食管反流病[2]，各种影响抑酸治疗过程的因素都可能成为其原因。

（一）非酸反流

多数情况下，质子泵抑制剂抑制胃酸分泌的效率很高。若质子泵抑制剂治疗无效，可能是碱反流或酸碱混合反流，胃酸分泌虽然被抑制，但是胆汁等碱性物质对食管的刺激仍然存在，有时胃的消化酶也是刺激的原因之一。宋冰等研究发现[3]：难治性胃食管反流病以弱酸和碱反流为主，气体和液体的混合性反流也占一定的比例。

（二）食管胃结合部解剖因素

抑制胃酸治疗只能抑制胃酸的分泌，但对反流量无影响。由于解剖因素，如食管裂孔疝或短食管等原因，会导致食管胃结合部抗反流机制的解剖异常，也可影响到质子泵抑制剂治疗的效果。

（三）食管胃结合部功能因素

虽然无解剖学的异常，但食管胃结合部功能异常，如食管下括约肌松弛，可导致胃内容无持续反流或食管蠕动能力差，对反流物质的清除能力下降。虽然质子泵抑制剂抑制了大部分胃酸的分泌，但胃酸滞留食管时间延长或导致近端反流，会导致酸暴露时间延长，使质子泵抑制剂治疗效果差。食管动力下降更多见于老年患者[4]，是老年人难治性胃食管反流病的原因之一。

（四）内脏高敏性

内脏敏感性增加的患者，即使少量的酸反流也可引起明显的烧心等症状。需要指出的是[5]：内脏高敏性引起的反酸、烧心等症状，也属于胃食管反流病，属于难治性胃食管反流病的一种。

（五）精神心理因素

反酸、烧心等症状通常作为躯体化症状出现，而不是由胃食管反流病引起。患者存在心理状态的异常，如焦虑或抑郁，可导致胃食管反流的症状被放大，从而导致质子泵抑制剂的治疗效果差。酸反流不明显者或者程度不严重，但反流症状明显的患者，往往存在心理问题。韦瑞玲等调查发现[6]：非糜烂性食管炎患者更容易合并焦虑和抑郁。

（六）合并其他疾病

幽门梗阻或十二指肠梗阻，胃排空异常，导致胃内容物反流，可影响质子泵抑制剂的治疗效果；其他疾病影响到质子泵抑制剂的治疗效果，例如艾－卓综合征促进胃酸大量分泌[7]，质子泵抑制剂的治疗效果差。患者因其他疾病长期服用药物治疗，影响到质子泵抑制剂的疗效。

（七）其他原因

患者的依从性也会影响治疗效果，例如，患者未遵医嘱服用药物，或者患者未在餐前30min服用，质子泵抑制剂便无法发挥其最大效果。个体差异导致药物在体内的代谢出现差异，这与药物的代谢酶有关，其中CYP2C19是十分关键的一种代谢酶，并具有遗传的多态性，可导致药物代谢和疗效出现个体差异。

二、评估及治疗

应对胃食管反流病进行全面评估，包括解剖和生理的评估，然后再开始治疗，而不是一开始就进行经验性治疗，这样可以最大限度地避免难治性胃食管反流病的出现,但这些评估需要专业的设备和操作,并且也需要一定的经济付出，因此不可能在临床上全面实施。难治性胃食管反流病是一种基于质子泵抑制剂治疗效果的定义，并未考虑胃食管反流病的食管外病变，因此这种定义不是一种全面病理生理角度的定义，可以看作是一种质子泵抑制剂治疗试验，筛选出其中对质子泵抑制剂疗效不佳的患者，并对其进行全面评估。

（一）全面了解病史和评估

对于难治性胃食管反流病患者，首先要全面了解病史，注意患者用药的细节，并关注患者情感和心理上的表现，反酸、烧心并非胃食管反流病独有特征，其他疾病也可能存出现这些症状，如嗜酸性食管炎、贲门失弛缓症[8]、胃上嗳气和反刍综合征[9]等，因此需要评估是否存在误诊。医生应在对病情再次进行诊断和鉴别诊断的基础上，进行针对性的重点评估或全面评估（具体内容可参阅本书相关的章节）。

·解剖学评估：例如，胃镜检查可进行食管胃结合部阀瓣分级，高分辨率食管测压可了解食管下括约肌和膈脚的情况，CT检查可确定是否存在食管裂孔疝。

·生理情况评估：进行24h阻抗监测，必要时可进行48h阻抗监测，了解食管的清除能力、蠕动情况和反流物的性质，还可了解食管是否具有高敏性的可能，也可通过上消化道造影了解反流的情况。

·心理学评估：了解是否存在心理异常的基础。

（二）确定治疗措施

难治性胃食管反流病的治疗不能仅凭经验，必须进行客观的检查和评估，通过上述检查，对患者的解剖、生理和心理问题进行综合评估，确定目前的症状与这些异常因素是否具有因果联系，并选择合适的治疗措施。

·对于无明显食管裂孔疝的患者，食管下括约肌松弛者，可选择射频消融治疗;食管胃结合部阀瓣异常者,可选择内镜下胃底折叠术或抗反流黏膜切除术。

·对于合并食管裂孔疝的患者、短食管等患者，可以选择胃底折叠术或磁性括约肌植入术，同时进行食管裂孔疝修补。

·对于无解剖异常的患者，可调整药物治疗方案，例如：患者对一种质子泵抑制剂疗效差，可改用另一种质子泵抑制剂，有时可达到较好的疗效，一般一种质子泵抑制剂治疗2周无明显疗效即应更换[10]；对于食管敏感性较高的患者，可使用黏膜阻隔剂隔离反流物的刺激，此外抗抑郁药物也可降低内脏的敏感性；对于食管动力异常者，可加用促胃肠动力药。

·对心理异常者，应进行心理指导，可同时加用抗焦虑或抗抑郁药。

目前缺乏高质量的难治性胃食管反流病治疗指南[11]，以上治疗措施只是一般性原则。胃食管反流病异质性明显，目前治疗以消除患者的症状为主，有创治疗，如手术和内镜等治疗，也存在无法达到治疗目标的风险。因此，无论选择哪种治疗都需要慎重，在治疗前需要重点明确病理或病理生理改变与症状的关系，以做到个体化治疗。

（洪楚原　李亮）

参考文献

[1] 中华医学会消化病学分会. 2014 年中国胃食管反流病专家共识意见 [J]. 中华消化杂志, 2014, 34(10):649–661.

[2] Sifrim D, Zerbib F. Diagnosis and management of patients with reflux symptoms refractory to proton pump inhibitors[J].Gut, 2012, 61(9): 1340–1354.

[3] 宋冰, 张文婧, 王翀, 等. 难治性胃食管反流病食管动力异常与反流特点的研究 [J]. 胃肠病学与肝病学, 2020, 29(2): 160–164.

[4] 颜丽君, 陆翠钦, 乐桥良. 老年难治性胃食管反流病患者食管动力学特征和反流特点分析 [J]. 中国现代医生, 2020, 58(32): 52–55.

[5] Frazzoni L, Frazzoni M, de Bortoli N, et al. Critical appraisal of Rome IV criteria: hypersensitive esophagus does belong to gastroesophageal reflux disease spectrum [J]. Ann Gastroenterol, 2018, 31(1):1–7.

[6] 韦瑞玲, 吴德卫, 刘杰, 等. 不同亚型难治性胃食管反流病患者心理状态分析 [J]. 安徽医学, 2020, 41(8): 880–883.

[7] Cho MS, Kasi A. Zollinger Ellison Syndrome [M]. Treasure island (FL): Stat Pearls Publishing, 2021.

[8] Spechler SJ. Evaluation and treatment of patients with persistent reflux symptoms despite proton pump inhibitor treatment [J]. Gastroenterol Clin North Am, 2020, 49(3):437–450.

[9] Zerbib F, Bredenoord AJ, Fass R, et al. ESNM/ANMS consensus paper: diagnosis and management of refractory gastro-esophageal reflux disease [J]. Neurogastroenterol Motil, 2021, 33(4):e14075.

[10] Ogawa M, Arihiro S, Matsuhashi N, et al. The early therapeutic response at 2 weeks is a crucial predictor of proton pump inhibitor-refractory gastroesophageal reflux disease [J]. Esophagus, 2021, 18(2):398–406.

[11] 谢胜 , 李建锋 , 李娟 , 等 . 难治性胃食管反流病临床指南的系统评价 [J]. 中国全科医学 , 2019, 22(8): 901–908.

第 20 章

短食管与胃食管反流病

短食管是由于食管长度较正常短，导致部分胃位于胸腔的病理解剖状态，分为先天性短食管与继发性短食管。先天性短食管由胚胎发育异常造成，继发性短食管是由于食管的病变导致食管缩短，使部分胃被牵拉进入胸腔，常见的原因是胃食管反流病。

一、先天性短食管

先天性短食管是一种罕见的发育异常，为食管不能随颈部和胸部的发育延伸所致，但具体的机理不清，导致食管长度短于正常，胃部分或全部位于胸腔内。先天性短食管解剖学特征为：①食管短于正常；②胸腔胃的血液供应由胸主动脉的分支供应，而非腹主动脉的分支供应，且胸腔胃肌层外无浆膜覆盖；③食管裂孔部位的筋膜解剖关系正常。先天性短食管常与其他先天性发育异常并存，最常见的是先天性食管裂孔疝，也可合并其他类型的膈疝或畸形，先天性脊柱裂、先天性短食管和胸腔胃被称为 "serpentine-like syndrome" [1]。

（一）先天性短食管患者胃食管反流的原因

新生儿食管下括约肌发育不成熟，无法发挥抗反流作用，如出现短食管和胸腔胃，将导致食管胃结合部的抗反流机制全部失效，包括食管下括约肌、膈脚、His 角和食管胃结合部阀瓣。由于新生儿体格小，短食管实际的长度已经非常短，非常容易发生胃食管反流。

（二）先天性短食管临床表现

虽然先天性短食管患者具有容易发生胃食管反流的病理生理基础，但先天性短食管的临床表现差异很大：有的患者无异常临床表现，并正常发育至成年；有的患者表现为胃食管反流病，且多见于早产的新生儿。典型表现为喂奶后立即呕吐和卧位呕吐，可为喷射性呕吐。由于咽部功能不足，往往发生误吸，导致经常发生吸入性肺炎，表现为发热、咳嗽、支气管炎、节段性肺不张，甚至可发生窒息。胸腔胃有时可占据较大的胸部空间，导致肺和心脏发育受到影响。食管黏膜可出现糜烂、溃疡、慢性出血，伴长期呕吐，导致进食不足，营养障碍，影响发育。

（三）先天性短食管的诊断及检查

正常婴儿吐奶属于正常现象。如果 4 月龄以后仍然频繁吐奶，即应想到先天性短食管的可能；患儿频繁出现吸入性肺炎，也应想到先天性短食管的可能。常见的检查手段为上消化道造影和磁共振检查。无症状的先天性短食管患者或患儿，一般是在其他胸部检查时意外发现。

（四）先天性短食管的治疗

先天性短食管的治疗和护理可参阅本书第 17 章。对于严重病例，手术是有效治疗手段之一，不仅可以治疗胃食管反流，还可以增加胸腔的容积[2]，有利于心肺的发育，因此对于症状明显或出现并发症的先天性短食管病例，应考虑手术治疗。手术前同样需要对病情进行全面评估，目前的手术多数在腹腔镜下进行，手术的关键在于获得足够长度的腹段食管[3]，可根据短食管的具体情况决定术式。将食管游离拉回腹腔，并保持腹腔段无张力，行 Toupet 胃底折叠术和食管裂孔疝修补术。如无法游离足够的腹段食管，可行 Collis-Nissen 手术和食管裂孔疝修补术。

二、继发性短食管

长期以来，人们将继发性短食管看作胃食管反流病的病因，属于因果倒置。继发性短食管是由于食管本身的病变形成慢性瘢痕收缩，导致食管缩短，可合并食管狭窄。继发性短食管也可牵拉胃进入胸腔，但与先天性胸腔胃不同，胃由腹主动脉供血，并且有正常的浆膜。继发性短食管是胃食管反流病的并发症，形成短食管和继发性胸腔胃后，可进一步破坏食管胃结合部的抗反流机制，加重胃食管反流病，因此需要手术治疗。

（一）继发性短食管的术式选择

继发性短食管合并狭窄时，需要手术切除狭窄食管，行胃食管吻合并将胃底或胃体包绕食管。如无食管狭窄，可以行 Nissen 手术，如无法获得足够长度的腹段食管，可以行 Collis-Nissen 手术。采用磁性括约肌植入术可以在无须广泛游离食管的前提下手术，也适用于成人的继发性短食管手术。

（二）继发性短食管的手术难点

继发性短食管手术的关键是游离足够长的食管，如无法达到要求，必须用胃来代替食管，即 Collis 手术。Collis 手术一般用线性切割闭合器进行胃成形术，形成管状胃，必要时还需要采用胸腹联合切口或胸腔镜腹腔镜联合手术。由于食管本身的瘢痕收缩或周围的炎症，在迷走神经的辨认和保护方面存在困难，迷走神经损伤的风险较大，这是手术的另一难点之一。

（三）Collis-Nissen 手术的不足

Collis-Nissen 手术后形成的胃管代食管缺乏食管的蠕动功能，为一段无动力的食管，会造成术后吞咽困难。胃管也有一定的胃酸分泌功能，可以造成轻重不等的反酸和烧心等胃食管反流症状，但症状一般较术前明显减轻，患者仍可获得较高的生活质量。

成人继发性短食管的抗反流手术是一个异质性明显、操作较为复杂的手术，需要做好开胸手术的准备，因此手术前必须进行充分评估，重点是：①解剖改变与症状的关系；②手术与疗效的关系；③是否可以形成足够的腹段食管，以及是否需要开胸手术。

（李亮　邹湘才）

参考文献

[1] Mimura K, Endo M, Matsuoka K, et al. Prenatal findings of serpentine-like syndrome with congenital intrathoracic stomach: differential diagnosis from congenital diaphragmatic hernia [J]. J Med Ultrason (2001), 2019, 46(2):263–266.

[2] Miyake H, Fukumoto K, Yamoto M, et al. Surgical management of hiatal hernia in children with asplenia syndrome [J]. Eur J Pediatr Surg, 2017, 27(3):274–279.

[3] Embleton DB, Tuncer AA, Arda MS, et al. Congenital hiatus hernia: A case series [J]. North Clin Istanb, 2018, 6(2):171–175.

第 21 章

喉咽反流性疾病与呼吸系统并发症

喉咽反流性疾病是胃食管反流病的食管外并发症，可引起耳鼻咽喉部或呼吸系统的并发症。人类的喉咽部与动物差异较大，导致反流物容易进入呼吸道，引起呼吸系统的并发症，因此，喉咽反流性疾病往往与呼吸系统并发症合并存在，反流物还可以进入鼻部和耳部，引起相应的症状。

一、喉咽反流性疾病

咽是消化道上端扩大的部分，自上向下分别包括通向鼻腔、口腔和喉腔的开口，喉部为咽的下段，是咽腔最狭窄的部位，又称喉咽，是胃食管反流物最容易刺激的部位。胃内容物反流至咽部引起的一系列症状和黏膜损伤常为喉咽部病变，因此，称为喉咽反流性疾病（laryngopharyngeal reflux disease, LPRD），有的文献也称咽喉反流病或反流性咽喉炎。常见的 LPRD 包括反流性喉炎、反流性咽炎、声带白斑、肉芽肿、慢性鼻炎、慢性鼻窦炎、鼻息肉、中耳炎等。咽喉部的肿瘤也可能与 LPRD 有关。LPRD 引起的一系列问题是耳鼻咽喉科门诊常见的就诊原因之一，有时被当作单纯的咽喉炎处理，未针对病因进行治疗，因而长期疗效不佳。

（一）病理生理

当胃液反流至食管时，可被食管体部的蠕动清除，食管上括约肌也是阻止反流的重要因素之一。当食管胃结合部、食管体部及食管上括约肌的抗反流机制出现障碍时，胃内容物、胃酸、胆汁或消化酶等反流至喉咽部，并引起相应的病变，因此 LPRD 具有更多的近端反流因素。理论上，胃食管的反流物可通过鼻腔进入鼻泪管，对眼部疾病的发生和发展会产生影响[1]，临床观察支持其内在联系，但尚未被证实。LPRD 与反流物的性质及黏膜对损伤的抵抗力有关，由于反流物的刺激，可引起黏膜水肿、炎症、溃疡或喉痉挛，长期的黏膜损害可以引起肉芽肿，也可损害黏膜的感觉神经末梢和黏膜感觉[2]，减弱咽部 - 食管上括约肌反射的障碍，加重反流的发生，使返流物更加容易被误吸入呼吸系统。咽部 pH 检测证明喉占位性病变患者具有一定的 LPRD 共患率，LPRD 可能是导致喉部恶性病变的原因之一[3]，可能的原因是在微酸性和中性 pH 值下，胃蛋白酶可促进暴露的下咽细胞表皮生长因子受体和下游致癌途径的激活[4]。胆汁可能是 DNA 损伤的因素之一[5]，从而促进癌变的发生和发展。

（二）临床表现及诊断

喉咽部受反流物刺激引起的主观感受个体差异很大。反流物的性质差异明显，因此临床表现也差异很大，异质性明显。

1. 主要症状

1）慢性咳嗽、频繁清嗓

慢性咳嗽原因多样，LPRD 是最常见的原因之一。LPRD 开始治疗后 3 个月咳嗽预期改善率为 60%[6]，治疗后 4 个月 10%[6] 的患者咳嗽完全消失，对治疗无反应者可能有其他原因引起的咳嗽。咳嗽与反流物刺激咽喉部有关，咳嗽为阵发性，如反流物进入呼吸系统可伴有哮喘；与反流规律具有明显或不明显的相关性，表现为在餐后或平躺时，反流明显的时候咳嗽明显，有的患者表现为半夜熟睡时被呛醒，为胃食管反流物刺激咽喉部或进入气管引起的刺激。咽部的刺激不一定都表现为咳嗽，有的患者感觉咽部有异物，为减轻不适而频繁清嗓。

2）咽部异物感、咽痛

咽部异物感和咽痛也是反流物刺激导致黏膜炎症或损伤所致，往往与其他症状合并存在，如咳嗽、清嗓、吞咽困难等。咽部异物感在门诊就诊的患者中常见。陈蔚华等研究显示[7]：咽部异物感与胃灼热、胸痛、胃痛、持续清嗓、红斑或充血及弥漫性喉水肿关系最密切。

3）声音嘶哑

声音嘶哑是反流物刺激声带，导致声带水肿或炎症所致，也会影响到患者的生活质量[8]。在专业歌唱者的群体中，胃食管反流病和 LPRD 常见，因 LPRD 引起的声音改变[9]，即嗓音急诊，较为常见。

4）鼻塞、流鼻涕

反流物进入鼻部，刺激鼻腔或鼻窦，可引起炎症反应，出现鼻塞和流鼻涕的表现，其中以鼻塞在 LPRD 中多见[10]，流鼻涕较少见，但常见分泌物流向咽部，称为后鼻滴涕。

LPRD 还可伴有腹部症状，如反酸、上腹部烧灼感或食管反流症状，如烧心，这些症状也可不明显，或者完全没有这些症状。呼吸系统症状也是 LPRD 的表现之一。与胃食管反流病一样，心理因素在 LPRD 中也有重要的影响，可以使 LPRD 的症状被放大[11]。因此，LPRD 的症状不仅异质性明显，也受患者心理因素的影响。

2. 主要体征

LPRD 的症状与反流引起的炎症有关，主要的体征为黏膜炎症、水肿，长期炎症可形成声带白斑、肉芽肿或假息肉，如出现纤维化，可出现假声带沟、喉室消失、喉狭窄等改变。

（三）诊断及评估

LPRD 的临床表现缺乏特异性，诊断的关键是不要孤立地看待喉咽部、鼻部和耳部的症状，而应从整体病理生理的角度分析症状、体征与胃食管反流病的相关性，有的患者无明显症状甚至完全没有典型的反酸、烧心等胃食管反流病的表现。对不典型病例，需要进行客观的检查和评估，以便早期诊治。

1. 诊断量表

反流症状指数（表 21-1）和反流体征评分（表 21-2）是 LPRD 常用的诊断工具，反流症状指数相当于以问卷的形式对患者的症状进行详细的调查，从而得出提示诊断的结果。反流体征评分根据电子喉镜检查结果进行综合评估，因此，两个量表分别从症状和体征的角度进行综合评估，是较为实用的诊断工具。

2. 检查与评估

LPRD 检查和评估手段与胃食管反流病相同，包括胃镜、喉镜、高分辨率食管测压、24h 阻抗监测、上消化道造影、唾液胃蛋白酶检测等。在 24h 阻抗监测中，LPRD 的特点为近端反流明显增加。唾液蛋白酶检测与 LPRD 的诊断和治疗反应有显著的统计学意义的关系[12]，也符合病理生理的原理，近年在 LPRD 中被关注较多，可以作为诊断和疗效检测的简易指标之一。LPRD 评估的内容也与胃食管反流病相同，主要评估病理解剖、病理生理与临床表现的关系，还需要对喉咽部和呼吸系统进行评估，因此主张采用多学科诊治模式进行评估，以确定最佳的治疗方式。

表 21-1　反流症状指数

以下症状在过去 1 个月内如何困扰您？	评分					
声嘶或发音障碍	0	1	2	3	4	5
持续清嗓	0	1	2	3	4	5
痰液过多或鼻涕倒流	0	1	2	3	4	5
吞咽食物、液体或药片困难	0	1	2	3	4	5
进食或平卧后咳嗽	0	1	2	3	4	5
呼吸困难或窒息	0	1	2	3	4	5
烦人的咳嗽	0	1	2	3	4	5
咽异物感	0	1	2	3	4	5
烧心、胸痛、消化不良或反酸	0	1	2	3	4	5
总分						

0= 无症状，5= 非常严重。总分为 45 分，≥ 14 分为异常

表 21-2　反流体征评分

项目	评分	项目	评分
假声带	0= 无	弥漫性喉水肿	0= 轻度
	2= 存在		1= 轻度
喉室消失	0= 无		2= 中度
	2= 部分		3= 重度
	4= 完全		4= 堵塞
红斑（和）或出血	0= 无	后联合增生	0= 无
	2= 局限于杓状软骨		1= 轻度
	4= 弥漫		2= 中度
声带水肿	0= 无		3= 重度
	1= 轻度		4= 堵塞
	2= 中度	肉芽肿	0= 无
	3= 重度		2= 存在
	4= 息肉样	喉黏膜增厚	0= 无
			2= 存在

总分 26 分，> 7 分提示喉咽反流性疾病

（四）治 疗

LPRD 治疗的关键是病因治疗，综合治疗的原则与胃食管反流病相同。轻症者的酸反流可予抑制胃酸治疗，可参考胃食管反流病的原则使用质子泵抑制剂类药物治疗，但研究表明 LPRD 中只有 23.5% 为酸反流[13]；非酸反流以藻酸盐和镁酸盐为基础治疗[14]。由于食管体部清除能力降低是 LPRD 的原因之一，可加用促胃肠动力药，加强食管的清除能力。经综合评估有手术适应证的病例，可以行外科手术或腔内胃底折叠术，以持久改善 LPRD 的症状。

二、呼吸系统并发症

胃内的反流物也可以通过咽喉部进入呼吸系统，因此也有学者将其归类为 LPRD。反流物进入呼吸道，损害黏膜上皮，引起气管支气管的急性反应和慢性损害是其共同的病理生理基础。胃内反流物的刺激可引起相应的疾病和并发症，有时也可以出现危及生命的急重症。有的患者无胃食管反流病的典型症状，也无 LPRD 的症状，单纯表现为呼吸系统症状，往往被当成单纯的呼吸系统疾病治疗，导致疾病迁延不愈。

（一）支气管哮喘

支气管哮喘是一种气道慢性炎症性疾病，其重要的病理生理特点是气道高反应性，可引起广泛、多变和可逆的气流受阻，出现反复发作的喘息、气短、咳嗽等。一般的支气管哮喘往往与过敏反应有关，过敏原能够引起气道高反应性，导致气管痉挛而引起哮喘。胃食管反流病也常引起支气管哮喘，是胃食管反流病重要的食管外表现之一，其原因为胃液中胃酸等物质刺激气管或支气管，导致其痉挛，从而发生哮喘。与一般支气管哮喘不同的是，胃食管反流病是由于酸或碱等碱性物质引起的化学刺激的反应，有时还可能发生喉痉挛，导致患者无法呼吸，特别是无法吸气，有时有生命危险。一般支气管哮喘为直径较小的气管痉挛引起，患者往往感觉到憋闷，有气呼不出的感觉。胃食管反流病引起的支气管哮喘多发生在容易出现反流的情况下，如平卧和进食后，往往在半夜出现严重的哮喘发作。由于胃食管反流病引起的支气管哮喘与一般哮喘的病理生理有差异，抑制胃酸可在不同程度预防反流导致的哮喘发作，一般治疗哮喘的药物反应较差。因此，药物治疗控制哮喘并不理想，原因是药物治疗虽然可以抑制胃酸的分泌，但无法阻止反流，而通过胃底折叠术阻断反流可以达到立竿见影的效果，所以建议积极手术治疗。在选择治疗时，也需要对病情进行全面的评估，对症状与解剖、生理的联系进行充分论证。

（二）睡眠呼吸暂停低通气综合征

睡眠相关的胃食管反流病通常表现为哮喘和哮喘发作，睡眠呼吸暂停低通气综合征可以引起食管下括约肌松弛，加重反流的出现，因此常与胃食管反流病具有因果上的相互促进关系。睡眠呼吸暂停低通气综合征与胃食管反流病需要同时治疗，但治疗较单纯的胃食管反流病复杂，如两者均需要手术治疗，可以分期进行。

（三）特发性肺间质纤维化

特发性肺间质纤维化的病因不清，但其流行病学研究与胃食管反流病统计学有关。特发性肺间置纤维化主要临床表现为进行性呼吸困难、干咳和乏力，合并慢性感染时，可出现咳痰、发热等，病理表现主要为肺间质的炎症和纤维化，原因可能为胃食管反流病的反流物进入呼吸系统，除了刺激呼吸系统引起哮喘外，反流物中的酸、碱和消化酶还可以引起呼吸系统的上皮损伤，产生慢性炎症和纤维化。高分辨率 CT 的早期表现为毛玻璃样改变，典型的 CT 表现为小结节影和网格状影。肺功能检查表现为限制性通气功能障碍。治疗方法包括抗炎、抗纤维化，严重者需要机械通气辅助呼吸，终末期为肺移植的适应证。对这种类型的肺移植受者，抗反流手术可以使患者受益[15]。

LPRD 异质性明显，对胃食管反流病的食管外表现保持诊断上的警惕性可以提高诊断率，及早干预，可避免其病情不断恶化。放射性核酸的闪烁显影可以显示胃食管反流物进入呼吸道，是直接诊断的主要手段。Park JS[16] 等对 187 例症状严重的胃食管反流病患者进行闪烁显影发现：2h 肺部的显影率为 46%。LPRD 与呼吸系统并发症有时是胃食管反流病患者就诊的最初原因，但这类患者往往就诊于耳鼻咽喉科和呼吸内科，因为不同中心的耳鼻咽喉科对 LPRD 的认识差异很大[17]，所以有时得不到恰当的诊治。应加强沟通和培训，提高医生对胃食管反流病与食管外疾病的认识，组建由耳鼻喉科医生、喉科医生、言语治疗师、胃肠科医生、外科医生、肺科医生、心理学家和营养师组成的多学科团队[18]，有效提高诊治水平。

（李亮　林城标）

参考文献

[1] Mayo-Yáñez M, Viña-Vázquez S, Lechien JR, et al. Involvement of laryngopharyngeal reflux in ocular diseases: a state-of-the-art review [J]. J Voice, 2021, S0892-1997(21):00106–00115.

[2] Borowsky da Rosa F, Schuch LH, Pasqualoto AS, et al. Endoscopic evaluation of pharyngeal and laryngeal sensation in patients with chronic obstructive pulmonary disease (COPD): A cross-sectional study [J]. Clin Otolaryngol, 2021, 46(3):570–576.

[3] 王磊, 吴玮, 王刚, 等. 咽喉反流和喉占位性病变病因关系的探讨 [J]. 实用医学杂志, 2018, 34(21): 3617–3620.

[4] Doukas PG, Vageli DP, Sasaki CT, et al. Pepsin promotes activation of epidermal growth factor receptor and downstream oncogenic pathways, at slightly acidic and neutral pH, in exposed hypopharyngeal cells [J]. Int J Mol Sci, 2021, 22(8):4275.

[5] Sasaki CT, Doukas SG, Doukas PG, et al. Weakly acidic bile is a risk factor for hypopharyngeal carcinogenesis evidenced by DNA damage, antiapoptotic function, and premalignant dysplastic lesions in Vivo [J]. Cancers (Basel), 2021, 13(4):852.

[6] Yeakel H, Balouch B, Vontela S, et al. The relationship between chronic cough and laryngopharyngeal reflux [J]. J Voice, 2020, S0892-1997(20):30425–30432.

[7] 陈蔚华, 王黎平, 黄晓华, 等. 门诊以咽部异物感为主诉患者咽喉反流性疾病的流行病学调查 [J]. 中外医学研究, 2018,16(18): 173–176.

[8] 王宇光, 张立红, 余力生, 等. 咽喉反流对嗓音疾病患者生活质量影响的临床研究 [J]. 中华耳鼻咽喉头颈外科杂志, 2015, 50(12):973–977.

[9] Campagnolo AM, Benninger MS, Priston P, et al. Dysphonia in performers: prevalence of vocal lesions and voice emergencies in a private otorhinolaryngology practice [J]. J Voice, 2021, S0892-1997(21):00059–X.

[10] Hamizan AW, Choo YY, Loh PV, et al. The association between the reflux symptoms index and nasal symptoms among patients with non-allergic rhinitis [J]. J Laryngol Otol, 2021, 135(2):142–146.

[11] 王磊, 王刚, 吴玮, 等. 精神心理因素对咽喉反流性疾病的影响 [J]. 实用医学杂志, 2019,35(20): 3199–3203.

[12] Divakaran S, Rajendran S, Thomas RM, et al. Laryngopharyngeal reflux: symptoms, signs, and presence of pepsin in saliva - a reliable diagnostic triad [J]. Int Arch Otorhinolaryngol, 2021, 25(2):e273–e278.

[13] Li JR, Wang JS, Wu MK, et al. Classification of the non-acid laryngopharyngeal reflux [J]. Chin Med J (Engl), 2020, 134(8):984–985.

[14] Lechien JR, Bobin F, Muls V, et al. The efficacy of a personalised treatment depending on the characteristics of reflux at multichannel intraluminal impedance-pH monitoring in patients with acid, non-acid and mixed laryngopharyngeal reflux [J]. Clin Otolaryngol, 2021, 46(3):602–613.

[15] Zhang CYK, Ahmed M, Huszti E, et al. Bronchoalveolar bile acid and inflammatory markers to identify high-risk lung transplant recipients with reflux and microaspiration [J]. J Heart Lung Transplant, 2020, 39(9):934–944.

[16] Park JS, Burton L, Van der Wall H, et al. Modified reflux scintigraphy detects pulmonary microaspiration in severe gastro-esophageal and laryngopharyngeal reflux disease [J]. Lung, 2021, 199(2):139–145.

[17] Lechien JR, Carroll TL, Allen JE, et al. Impact of subspecialty training on management of laryngopharyngeal reflux: results of a worldwide survey [J]. Eur Arch Otorhinolaryngol, 2021, 278(6):1933–1943.

[18] Lechien JR, Bobin F, Muls V, et al. Reflux clinic: proof-of-concept of a Multidisciplinary European Clinic [J]. Eur Arch Otorhinolaryngol, 2021, 278(5):1713–1716.

第 *22* 章

功能性食管疾病

功能性食管疾病与胃食管反流病的典型症状、非典型症状均非常相似，往往造成误诊，有的患者甚至接受了不必要的手术。熟悉功能性食管疾病的特点在胃食管反流病诊治中的意义是避免误诊和误治，尤其是避免不必要的手术。

一、功能性食管疾病的定义

功能性食管疾病是指缺乏解剖、炎症、动力或代谢方面的证据，但表现为慢性食管症状的疾病。这些疾病的临床表现与胃食管反流病存在明显的相似性，也与其他胸部疾病的临床表现相似，并且常由社会心理因素诱发，但其具体的机理不清。

二、疾病与诊断标准

从症状特点看，功能性食管疾病与内脏的感觉生理有关，从内脏感觉神经末梢到大脑皮层的各个环节的异常都可能导致感觉的异常，包括内脏感觉神经对异常刺激信号的感受，神经系统对刺激的传导和调制，以及大脑皮层的感知等因素有关。胃肠道（包括食管）也有自身复杂的神经系统，具有功能的相对独立性，称为肠脑，可处理复杂的内脏感觉和运动，并与中枢神经系统存在互动关系。肠脑和大脑的关系被称为脑－肠轴，脑－肠轴信息的处理过程被称为脑－肠轴互动。当以上过程出现异常时，即脑－肠轴互动异常，例如，内脏感觉神经末梢感觉敏感性高，可以对多数人无法感觉到的信号出现可感知的感觉，但并无解剖和生理的异常。脑－肠轴异常，涉及大脑的信号整合和感知功能。有研究认为异常的中枢感觉信号整合与各种胃肠道敏感度升高的疾病有关[1]。

人的情感整合也是大脑的功能之一，因此功能性食管疾病常与精神心理问题合并存在。

（一）诊断标准

目前的功能性食管疾病根据罗马委员会制定的罗马Ⅳ功能性胃肠病标准的分类进行诊断，诊断标准如下 [2]。

1.　功能性胸痛

功能性胸痛的诊断标准必须包括以下所有条件。

·胸骨后疼痛或不适。

·无烧心和吞咽困难等与食管相关的症状。

·无胃食管反流或嗜酸细胞性食管炎导致该症状的证据。

·无主要食管动力障碍性疾病。

诊断前症状出现至少 6 个月，近 3 个月符合以上诊断标准，且症状出现频率为每周至少 1 日。

2.　功能性烧心

功能性烧心的诊断标准必须包括以下所有条件。

·胸骨后烧灼感样不适或疼痛。

·优化抑酸治疗后症状无减轻。

·无胃食管反流病或嗜酸细胞性食管炎导致该症状的证据。

·无主要食管动力障碍性疾病。

诊断前症状出现至少 6 个月，近 3 个月符合以上诊断标准，且症状出现频率为每周至少 2 日。

3.　反流高敏感

反流高敏感的诊断标准必须包含以下所有条件。

·伴胸骨后症状，包括烧心和胸痛。

·内镜检查正常，无嗜酸细胞性食管炎导致该症状的证据。

·无食管动力障碍的证据。

·有反流事件诱发的证据，但 pH 或 pH 阻抗监测食管酸暴露正常。

诊断前症状出现至少 6 个月，近 3 个月符合以上诊断标准，且症状出现频率为每周至少 2 日。

4. 癔球症

癔球症的诊断标准必须包括以下所有条件：

·持续或间断性的、非疼痛性的咽喉部哽咽感或异物感，体格检查、喉镜或内镜检查未发现结构性的改变。

   – 感觉在餐间出现。

   – 无吞咽困难或吞咽疼痛。

   – 食管近端无胃黏膜异位。

·无胃食管反流或嗜酸细胞性食管炎导致该症状的证据。

·无主要食管动力障碍性疾病。

诊断前症状出现至少 6 个月，近 3 个月符合以上诊断标准，且症状出现频率为每周至少 1 日。

5. 功能性吞咽困难

功能性吞咽困难的诊断标准必须包含以下所有条件：

·固体和（或）液体食物通过食管时有黏附、滞留或通过异常的感觉。

·无食管黏膜或结构异常导致该症状的证据。

·无胃食管反流或嗜酸细胞性食管炎导致该症状的证据。

·无主要食管动力障碍性疾病。

诊断前症状出现至少 6 个月，近 3 个月符合以上诊断标准，且症状出现频率为每周至少 1 日。

功能性食管疾病诊断标准的共同的特点为：排除解剖、生理和食管黏膜的异常；排除胃食管反流病和嗜酸细胞性食管炎；排除食管动力障碍性疾病；诊断前症状出现至少 6 个月，近 3 个月符合以上诊断标准。

（二）诊断与评估方法

功能性胃肠病或功能性食管疾病是一种以症状为导向的疾病分类和诊断系统，诊断满足以上标准，并排除器质性疾病，即可进行诊断。

1. 功能性食管疾病与胃食管反流病

这些标准是通过大量数据总结出来的，主要要求是可与器质性疾病、正常生理刺激引起的症状进行区分，但在实际临床工作中，功能性胸痛、功能性烧心和反流高敏感容易与典型的胃食管反流病混淆。癔球症和功能性吞咽困难容易与喉咽反流性疾病（LPRD）混淆，造成诊断困难。在以上功能性食管疾病中，反流高敏感需要以胃食管反流事件作为依据，与胃食管反流病存在一定的重叠[3]，甚至外科手术对反流高敏感也有长远的疗效[4]，因此，反流高敏感属于功能性食管疾病还是胃食管反流病需要进一步深入研究。

2. 排除诊断的方法

功能性食管疾病的临床表现与胃食管反流病相似，因此其诊断和评估手段与胃食管反流病相同，主要包括：①内镜检查咽部到胃黏膜情况，并进行食管胃结合部的评估；②高分辨率食管测压检测食管解剖和功能的改变；② 24h 阻抗监测检测反流的性质和程度、食管蠕动情况。这些手段可以有效检测食管的解剖和生理异常，为评估解剖、生理与症状之间的关系提供足够的信息，必要时可行上消化道造影和 CT 等影像学检测。如无理想的检测条件，可以尝试使用质子泵抑制剂类药物 2~4 周，如无效即停药。

三、治 疗

功能性食管疾病的治疗主要是根据对患者生活的影响程度决定。轻症可进行心理辅导和生活指导，让患者对疾病有正确的认识，消除患者的顾虑，指导患者饮食，并进行应激管理和放松训练，有时可采用催眠疗法；严重者可以使用抗抑郁药或疼痛调节剂，以降低内脏的敏感性。

（李亮　林煜光）

参考文献

[1] Rey E. Transitions Over Time: another unexplained aspect of functional gastrointestinal disorders [J]. Mayo Clin Proc, 2021, 96(3):521–522.

[2] 方秀才，侯晓华 . 罗马Ⅳ：功能性胃肠病（原书第 4 版）[M]. 北京：科学出版社，2018:495–554.

[3] Rengarajan A, Pomarat M, Zerbib F, et al. Overlap of functional heartburn and reflux hypersensitivity with proven gastroesophageal reflux disease [J].Neurogastroenterol Motil, 2020, 10:e14056.

[4] Savarino V, Marabotto E, Zentilin P, et al. Esophageal reflux hypersensitivity: Non-GERD or still GERD? [J]. Dig Liver Dis, 2020, 52(12):1413–1420.

第 23 章

食管运动功能障碍性疾病与胃食管反流

食管运动功能障碍性疾病包括痉挛性运动障碍和蠕动功能低下两种情况，发病原因是食管本身的病变或全身性疾病影响食管的运动，其特点是出现胃食管反流的症状，有的病例因误诊而实施抗反流手术，有的病例也可尝试进行抗反流手术。该疾病与胃食管反流病的诊治原则有密切的关系。

第一节　贲门失弛缓症

贲门失弛缓症是指食管下括约肌的舒张功能受限并伴有食管正常蠕动功能丧失的疾病，可分为原发性贲门失弛缓症与继发性贲门失弛缓症。一般情况下，如无特别说明，贲门失弛缓症常指原发性贲门失弛缓症。

一、原发性贲门失弛缓症

原发性贲门失弛缓症是少见病，发病率为 1/10 万[1]，男女发病率无明显差异，各个年龄阶段均可发病，但常见于 20~50 岁。

（一）病　因

原发性贲门失弛缓症病因复杂，目前对其病因尚无满意的解释。组织学表现为食管肌壁间存在炎症反应，迷走神经的髓鞘发生退行性变，神经轴突的细胞膜破坏，非胆碱能神经丛数量减少或缺失，细胞因子、一氧化氮和血管活性肠肽明显减少，并随着病变的加重，食管壁内的神经节细胞也随之减少，甚至消失，提示与神经肌肉功能障碍有关，其中神经病变被认为是主要的致病因素。

自身免疫、病毒感染等因素也可诱发贲门失弛缓症。

（二）病理生理与临床表现

贲门失弛缓症的主要病理生理改变是食管下括约肌的持续痉挛性收缩，并由此带来一系列的临床表现。

1. 吞咽困难

吞咽困难是常见的临床表现，也是贲门失弛缓症的最典型症状，有时还可出现呕吐，症状时轻时重，在明显的吞咽困难发生之前，有的患者表现为进食缓慢。由于吞咽困难，有的患者通过 Valsalva 动作来协助呼吸。Valsalva 动作是先吸气，再紧闭声门，然后用力呼气，呼气时紧闭会厌，可以增加胸膜腔内压，进而增加食管内的压力，也可以兴奋迷走神经，有利于食物通过食管下括约肌。由于重力原因，站立位容易使食物通过食管下括约肌。举臂、挺胸可增加食管内压，有时也可使食物通过食管下括约肌。由于长期吞咽困难，患者摄入营养物质不足，易导致营养不良，但程度差异较大。

2. 胸 痛

食管下括约肌的持续收缩，可刺激食管的内脏感觉神经末梢，导致胸痛，一般表现为胸骨后疼痛，但程度差异大，有的患者可能表现为胸骨后胀感或其他不适，有时与心脏疾病鉴别困难。

3. 吸入性肺炎和哮喘

由于食管下括约肌的持续性痉挛收缩，食物或液体潴留于食管体部，导致食管扩张，这些积聚的液体也可以反流到咽喉部或进入呼吸系统，导致误吸，出现胃食管反流病的食管外症状，表现为反复吸入性肺炎或哮喘。

4. 烧 心

贲门失弛缓症也可以出现烧心的症状，具体的原因不清，可能是：①在食物通过食管胃结合部进入胃的同时，可有少量的胃液反流，这些反流物潴留于食管内，无法及时清除，刺激食管可出现烧心症状；②潴留在食管的食物发酵，产生酸性物质，刺激食管，出现烧心症状。

烧心是误诊为胃食管反流病的主要原因之一，加之患者可出现胸痛和呼吸系统的并发症，有时与胃食管反流病相似，不典型病例容易导致误诊，甚至接受了不必要的抗反流手术。

（三）诊断与评估

根据临床表现，典型的原发性贲门失弛缓症诊断相对容易，但不典型病例往往被误诊为胃食管反流病，使患者接受了不必要的抗反流手术。假性贲门失弛缓症是一种由黏膜下浸润癌引起的表现类似贲门失弛缓症的疾病，但并不是真正的贲门失弛缓症。这类患者有时也接受了不必要的食管下括约肌切开术，导致肿瘤治疗延误。因此，原发性贲门失弛缓症的诊断和治疗，需要进行全面的评估。

1. 胃镜检查

胃镜检查是上消化道疾病的主要检查手段之一，胃镜检查的主要意义是排除肿瘤等因素引起的机械性梗阻，原发性贲门失弛缓症的胃镜下表现为：①贲门（食管下括约肌部位）强力收缩，导致黏膜呈玫瑰花样，胃内倒镜观察并移动镜身，可见贲门黏膜随镜身移动；②食管扩张，食管内腔直径可达 3.5cm 以上。早期的病例或食管体部收缩力强的病例，可能无以上典型的表现，容易导致误诊。胃镜检查需注意假性贲门失弛缓症，胃镜下食管胃结合部黏膜可能正常，但由于肿瘤浸润导致顺应性差[2]，内镜通过困难或无法通过。

2. 上消化道造影

上消化道造影可较好地显示原发性贲门失弛缓症的特点，包括食管扩张、蠕动减弱、食管下段狭窄、呈鸟嘴征，由于空气不易进入胃内，胃泡通常不明显或不可见。

3. 高分辨率食管测压

典型病例吞咽时食管下括约肌无扩张，食管蠕动和食管体部收缩力减弱，表现为同步收缩且无推进力。收缩力强的病例可出现大幅度收缩。高分辨率食管测压的意义是可以为食管肌层切开范围提供客观的参考。

4. 24h 阻抗监测

24h 阻抗监测并非必需的检查，但可以监测食管内的 pH 值及食管内潴留物的反流情况，其重要意义是鉴别反流症状，并确定呼吸系统并发症的原因，以解释反流症状，但无法确定酸的来源。

（四）治　疗

原发性贲门失弛缓症的治疗目的是改善生活治疗，尽量减少治疗后带来新的影响生活质量的问题。该疾病药物治疗效果差，目前主要的治疗方法为内镜下治疗和手术治疗。治疗原则是：在切开食管括约肌改善吞咽困难的同时，不过度增加由此带来的胃食管反流的问题。因此治疗前的评估，包括可能存在食管裂孔疝的问题，以及对解剖和病理生理进行的全面评估，显得非常重要。

1. 内镜下治疗

内镜下治疗的主要方式为：①肉毒素注射疗法，即利用肉毒素的作用阻断食管下括约肌的痉挛性收缩；②内镜下球囊扩张术；③经口内镜下食管括约肌切开术（peroral endoscopic myotomy，POEM）。POEM 是一个复杂的过程，其操作具有相当高的难度[3]，不仅对操作医生的技术水平要求高，同时对切开深度、长度的经验把握要求也很高。内镜治疗的主要问题是治疗后的胃食管反流问题，一项 10 年的随访研究结果为[4]：术后每周发生 1 次以上反流的患者占随访病例的 20.5%，接受 pH 值监测的患者阳性率为 57.1%，接受内镜检查的患者中反流性食管炎的发病率为 49.8%。术后的胃食管反流问题多数可以通过质子泵抑制剂类药物治疗得到满意的控制，但往往需要长期用药。

2. 外科手术

鉴于内镜治疗后的胃食管反流问题，外科医生倾向于手术治疗。手术一般通过腹腔镜或腹腔镜胸腔镜联合手术进行食管肌层切开，即 Heller 手术，并且同时可以进行胃底折叠术，还可以进行食管裂孔疝修补术预防手术后的反流问题。手术的关键问题是食管肌层的切开范围和抗反流方式的选择。胃底折叠的抗反流方式一般选择对吞咽影响小的 Dor 手术，Heller+Dor 是最常见的术式并取得良好的效果[5]，也可以选择 Toupet 手术。由于多数病例合并食管体部的蠕动能力减弱，一般不选择对吞咽影响大的 Nissen 手术。此外，Heller+Dor 手术还可以治疗其他食管胃结合部梗阻或狭窄性疾病[6]，如胃食管反流病引起的狭窄。

3. 新治疗方式的尝试

鉴于 POEM 手术后的胃食管反流问题，有学者采用 POEM+ 经口无切口胃底折叠术（TIF）的方式治疗原发性贲门失弛缓症[7]，并取得较好的初步效果。腔内外科治疗是外科发展的方向之一，但单纯的腔内外科治疗，如 POEM+TIF，无法对食管裂孔疝进行修补，因此也有其局限性。

二、继发性贲门失弛缓症

继发性贲门失弛缓症是指病因明确，临床表现类似原发性贲门失弛缓症的疾病，常见的病因如下：食管胃结合部肿瘤的物理阻塞或肿瘤浸润组织，导致组织僵硬，从而引起贲门失弛缓症的症状；抗反流手术有时也限制了食管下段的扩张，可引起贲门失弛缓症的症状，多见于全包绕的胃底折叠方式；慢性克氏锥虫感染可导致食管迂曲扩张，症状与贲门失弛缓症相似。

第二节 其他食管运动功能障碍性疾病

全身性疾病或局部疾病也可影响食管，引起组织改变和的运动功能异常，影响食管胃结合部的抗反流机制，从而出现胃食管反流或胃食管反流病的症状。

一、自身免疫性疾病

自身免疫性疾病的特点是可导致食管组织的慢性病变，逐渐致食管功能障碍，也可改变食管下括约肌的组织学特点，导致抗反流机制出现异常，从而导致合并轻重不同的胃食管反流问题。

（一）系统性红斑狼疮

系统性红斑狼疮（systemic lupus erythematosus，SLE）可累及全身各个系统，尤其是消化道系统，常表现为以慢性腹痛为主要表现的狼疮性肠炎，食管受累较为少见。食管受累可引起食管蠕动功能下降，食管下括约肌松弛，导致胃食管反流，但是不同的患者症状差异明显。一项研究 SLE 与咳嗽关系的报道结果显示[8]：SLE 患者最常见的咳嗽原因是支气管哮喘，占 47%，对照组为 33%；上气道咳嗽综合征是第二大常见的咳嗽原因；由鼻窦炎和变应性鼻炎引起的咳嗽，在 SLE 组和对照组的发生率分别为 14% 和 16%；SLE 组和对照组咳嗽的其他原因分别为肺炎（11% *vs*.14%）、弥漫性实质性肺疾病（5.6% *vs*.2.8%）和结核病（5.6% *vs*.8%）；SLE 组胃食管反流病的发生率为 2.6%，对照组未见。从这项研究看，SLE 是胃食管反流病的原因之一，但这项研究忽略了胃食管反流的食管外并发症，实际上在其观察指标中，哮喘、上气道咳嗽综合征都是明显的胃食管反流病的食管外并发症。

（二）系统性硬化症

系统性硬化症可累及全身各系统，食管是最常见的受累器官，可导致食管进行性纤维化和肌肉萎缩、食管下括约肌松弛、食管僵硬、蠕动功能下降、食管清除能力降低[9]，出现胃食管反流并且不能及时清除，从而引起相应的胃食管反流病的临床表现。Petcu A 等的调查表明[10]：在 79 例患者中，72.1% 的患者具有胃食管反流症状；在无症状的 22 例患者中，胃镜检查发现反流性食管炎16 例，占总病例数的 49.3%。系统硬化症也常合并食管裂孔疝，Fraticelli P 等调查发现合并食管裂孔疝的患者占 80%[11]。

以上 2 种系统性疾病是导致胃食管反流较为常见的疾病，理论上，所有累及食管的疾病，如风湿性疾病等，均可导致食管的退行性改变，出现食管括约肌松弛，食管蠕动能力降低，导致胃食管反流的出现。对这些疾病引起的胃食管反流问题，主要治疗方式为药物治疗。经全面和审慎的评估后，腹腔镜抗反流手术也可作为选择之一[12]。食管动力障碍患者多伴有胃肠道的动力障碍，特别是胃轻瘫或胃排空障碍，手术本身也可导致胃轻瘫，因此，手术前需要评估是否需要附加幽门成形术。多发性肌炎也可导致反流的发生，但其原理与前文提到的系统性疾病有差异。多发性肌炎主要影响骨骼肌，咽部和食管上括约肌属于骨骼肌，也可被累及，导致食管上括约肌松弛而引起近端反流，因此，多发性肌炎引起的胃食管反流更加复杂，手术需要更加慎重。总之，对于食管蠕动能力不足或清除能力不足的病例，特别是系统疾病导致的食管胃肠动力障碍的患者，进行手术决策需要非常慎重。

二、食管动力不协调性疾病

原发性贲门失弛缓症是一种食管松弛障碍的动力障碍性疾病，系统性疾病对食管的影响主要是导致食管收缩能力低下，其他常见的食管动力障碍性疾病主要是食管收缩不协调，包括弥漫性食管痉挛、胡桃夹食管、孤立性食管下括约肌高压等。食管收缩不协调也可出现胃食管反流，主要是由于蠕动波不传导或逆向传导引起，可导致食管清除能力下降，或逆向促进反流的发生。

（李亮　何立锐　孙卫江）

参考文献

[1] Richter JE. Tailoring Therapy for Achalasia [J]. Gastroenterol Hepatol (NY), 2020, 16(5):249–257.

[2] Haj Ali SN, Nguyen NQ, Abu Sneineh AT. Pseudoachalasia: a diagnostic challenge. When to consider and how to manage? [J]. Scand J Gastroenterol,2021, 27:1–6.

[3] 李俊生, 胡志伟, 杨慧琪, 等. 国际食管疾病协会2018年"贲门失弛缓症"指南解读[J]. 中华胃食管反流病电子杂志, 2019, (3):113–120.

[4] Modayil RJ, Zhang X, Rothberg B, et al. Peroral endoscopic myotomy: 10-year outcomes from a large, single-center U.S. series with high follow-up completion and comprehensive analysis of long-term efficacy, safety, objective GERD, and endoscopic functional luminal assessment [J]. Gastrointest Endosc, 2021, 94(5):930–942.

[5] Yalav O, Topal U, Yavuz B, et al. Surgical myotomy and anterior fundoplication for achalasia disease Short-term outcomes [J]. Ann Ital Chir, 2021, 92:149–154.

[6] Salvador R, Provenzano L, Nezi G, et al. Laparoscopic Heller-Dor is an effective Treatment for esophageal-gastric junction outflow obstruction [J]. J Gastrointest Surg, 2021, 25(9):2201–2207.

[7] Brewer Gutierrez OI, Chang KJ, Benias PC, et al. Is transoral incisionless fundoplication (TIF) an answer to post-peroral endoscopic myotomy gastroesophageal reflux? A multicenter retrospective study [J]. Endoscopy, 2022, 54(3):305–309.

[8] Azad AK, Islam N, Islam MA, et al. Cough in systemic lupus erythematosus [J]. Mymensingh Med J, 2013, 22(2):300–307.

[9] Pasumarthi A, Mago S, Banerjee P, et al. Differentiating delayed esophagealclearance from reflux in scleroderma [J]. Cureus, 2020, 12(11):e11553.

[10] Petcu A, Ghib LJ, Grad SM, et al. Upper gastrointestinal involvement in systemic sclerosis: Findings in a real-life setting [J]. Exp Ther Med, 2019, 18(6):5095–5100.

[11] Fraticelli P, Pisani AM, Benfaremo D, et al. Videofluorography swallow study in patients with systemic sclerosis: correlation with clinical and radiological features [J]. Clin Exp Rheumatol, 2019, 37 Suppl 119(4):108–114.

[12] Menezes MA, Herbella FA, Patti MG. Laparoscopic antireflux surgery in patients with connective tissue diseases [J]. J Laparoendosc Adv Surg Tech A, 2016, 26(4):296–298.

第 *24* 章

胆汁反流

胆汁反流现象很早就已被发现，William Beaumont 1883 年首先在 1 例患有胃皮肤瘘的患者身上观察到胆汁反流现象[1]，但一直以来重视不足。胆汁反流临床表现异质性很明显，从无症状到明显的症状都可能出现，但重症患者不常见，导致一般情况下胆汁反流容易被临床医生忽视。

一、胆汁反流的发病机制

食管和胃肠道是一个功能精密的协调的整体，正常情况下，食管下括约肌、胃、幽门和十二指肠的运动对其内容物可进行精确的单向传输,可防治胆汁反流，即使少许反流也可以被及时清除。当这个精密的协调运动由于神经或神经内分泌因素而失调时，可出现胆汁反流，胆汁可逆流进入胃或食管。

（一）胆汁胃反流

胃窦、幽门、十二指肠的功能不全、解剖改变、运动不协调等原因，都可使胆汁进入胃，其原因主要如下。

· 胃窦部切除手术或胃空肠吻合术使胆汁反流率较高，发生率从 7.8% 至 55.5%[2]，原因为手术后失去幽门的作用，胆汁可直接进入胃内。

· 饮酒、吸烟、精神心理因素、药物等原因引起胃窦、幽门十二指肠运动不协调，导致胆汁逆流或无法被及时清除。

· 幽门瘢痕性改变导致幽门僵硬，或由于肿瘤，使幽门无法发挥作用。

· 神经内分泌因素异常，例如胃泌素分泌过多，抑制胆囊收缩素等的分泌，导致幽门松弛，容易出现胆汁反流。

·慢性胆囊炎、胆囊结石、胆囊切除术后，由于炎症等对迷走神经的刺激改变，迷走神经的神经信号异常可导致胃肠道的运动失调，也可以引起胆汁反流。

·其他全身性或系统性疾病长期使用药物，如糖尿病，可对胃排空或胃十二指肠的运动产生影响，导致胆汁反流。

（二）胆汁食管反流

当胆汁进入胃后，胆汁由胃反流进入食管的原因与一般胃食管反流病相同，包括一过性或长期食管下括约肌松弛、食管胃结合部阀瓣异常、食管裂孔疝、食管清除能力下降等。食管的清除能力下降、食管上括约肌功能异常与近端反流有关，是喉咽反流性疾病（LPRD）和呼吸系统并发症的原因之一。在临床上，传统观点认为胃食管反流病是由胃酸反流造成的[3]，胆汁反流习惯上指的是胆汁向胃内的反流，因此，有时胆汁食管反流需要特别说明。

二、胆汁对黏膜的作用

胆汁反流通常伴随胰腺分泌消化酶的反流，含有胆盐、胆酸、消化脂肪蛋白质的各种酶，因此胆汁反流的本质是十二指肠液的反流。反流的胆汁、消化酶与胃酸相互作用可能损伤胃、食管黏膜，或增加黏膜的通透性，引起黏膜损伤、萎缩或溃疡，如胆汁性胃炎、反流性食管炎。胆汁反流是独立的癌变危险因素[4]，长期黏膜损伤可以引起上皮化生甚至癌变，如巴雷特食管、胃食管的癌变等。由于个体差异，胆汁反流入胃或食管，不一定对胃黏膜产生影响，也不一定都有相应的临床表现。胆汁反流入胃也不一定都有病理改变，有的反流对胃黏膜无损害，也无临床症状，属于生理性反流；有的反流是病理性的。由胆汁反流引起的胃炎称为胆汁反流性胃炎，因此，胆汁反流与慢性胃炎之间并无必然的关系。胆汁食管反流也可出现反流性食管炎的表现，近端反流或喉咽反流也会造成胃酸反流的病理改变，并且胆汁、胰酶和胃酸的混合反流共同作用较单纯的酸反流、喉咽反流和呼吸系统问题更加严重[5]，对牙釉质的影响可能更大[6]，动物实验也表明混合反流对咽鼓管影响更大[7]。

三、临床表现

胆汁反流的症状与一般慢性胃炎症状相似，包括腹胀、腹痛、上腹部烧灼感，胆汁反流引起的胃食管反流病特征性的症状是口苦，尤其是早上起床时口苦最明显，其他症状也与一般胃食管反流病的症状难以区分，包括烧心、胸骨后疼痛等。社会心理因素不同或群体不同，胆汁反流症状也会存在差异。知识分子比一般人群胆汁反流的症状更加明显[8]。

四、检查和评估

胆汁反流往往与酸反流合并存在，因此也可出现反酸的症状。单纯根据临床症状难以确定是否存在胆汁反流，需要采用各种检查手段辅助诊断，进行病情评估。

（一）胃　镜

胃镜检查是诊断胆汁反流的重要检查方式，胆汁反流在胃镜下的表现为：胃内存在胆汁，或胆汁由十二指肠通过幽门动态反流，有时也可在食管内见到胆汁，胃黏膜呈条状或片状红斑，伴有水肿、糜烂、充血等，以胃窦部或吻合口周围最明显。

1. 胆汁反流的分级

胃镜诊断胆汁胃反流的依据是胃内可见胆汁性液体或黏膜胆汁沾染，或观察幽门1min以上可见胆汁反流，有时也可见胆汁沾染于食管，即可诊断为胆汁食管反流。胃镜还可对胆汁反流的程度进行分级，目前有2种分级方法。

·方法一分为4级，标准为：黏液糊透明、清亮判定为0级；黏液糊淡黄色、清亮判定为Ⅰ级；黏液糊黄色、清亮判定为Ⅱ级；黏液糊淡黄色或深绿色判定为Ⅲ级。

·方法二分为3度，标准为：胃黏膜少量胆汁黏附，或潴留液为淡黄色判定为Ⅰ度；胃黏膜胆汁黏附较多，或潴留液呈深黄色判定为Ⅱ度；大量深黄色、深绿色的潴留液，或大量泡沫从幽门溢出判定为Ⅲ度。

对胆汁反流程度分级可以对病情的轻重进行量化，对预后和健康管理也有指导意义，研究表明高级别的胆汁反流与胃黏膜的病变进展有关[9]。

2. 胆汁反流指数

长时间禁食可以引起生理性胆汁反流，容易被误认为病理性反流，可通过胃镜检查结果计算胆汁反流指数进行判断[10]。

胆汁反流指数=（7×固有层水肿）+（3×肠化生）+（4×慢性炎症）-（6×幽门螺杆菌感染）

公式中固有层水肿、肠化、慢性炎症、幽门螺杆菌感染的指标各计1分，无以上情况计 0 分。胆汁反流指数 ≥ 14 分则判定为病理性胆汁反流，胆汁反流指数 < 14 分则判定为生理性胆汁反流。

（二）反流监测

胆红素监测仪的探头为圆柱头，包含两个发光二极管，一个蓝色（在 470nm 发射）和一个绿色二极管（565nm），两者相距 2mm。当胆汁反流进入缝隙时，淡红色会吸收蓝光，通过测量两个发射波长之间的吸收差异，可以探测到胆汁反流。24h 多通道联合阻抗监测可以对反流物的性质进行定性诊断，包括酸反流、碱反流和其他，并可以动态监测反流情况，也可用于胆汁反流的检测。以上 2 种方式都可以动态监测胆汁反流，一般用于食管反流的诊断和监测。

（三）其他检查

采用放射性核素标记的胆汁也可准确诊断胆汁反流，但临床应用较少。在条件不具备的情况下，留置胃管抽吸胃液进行观察或进行色谱分析，也可用于胆汁反流的诊断。用色谱法检验患者的唾液，也可以监测到胆红素，作为诊断的依据之一。

胆汁反流的病情评估包括胃黏膜病损的评估、食管黏膜病损的评估和食管外评估，与一般胃食管反流病相比，还需要同时关注胃的情况，但检查和评估手段与一般胃食管反流病相同。

五、诊　断

口苦，特别是晨起口苦是胆汁反流较为典型的症状，结合胆汁反流的症状，可以进行初步诊断，但多数情况下，胆汁反流往往缺乏典型的临床表现，需要胃镜、反流监测等检查进行综合的评估和诊断。

六、治　疗

胆汁反流与胃食管反流病目的均为控制症状、治愈黏膜损害、治愈食管外症状，两者治疗原则相同。但胆汁反流也有特殊性，主要治疗原则是：①增强抗反流屏障的作用；②改善食管和胃动力，增强食管的清除能力，加强胃排空作用；③降低反流物对黏膜的损害。

（一）一般治疗

一般治疗主要包括生活和饮食习惯的管理、体重管理、心理管理等。基本原则与一般胃食管反流病相同，可参阅本书相关章节。

（二）药物治疗

胆汁反流的治疗药物与一般胃食管反流病相同，主要为单独或联合应用促胃肠动力药、黏膜阻隔剂、吸附剂及抑酸剂等。但胆汁反流与一般胃食管反流病的病理生理特点有差异，胆汁反流主要由于胃肠运动失调异常引起，因此治疗原则与一般胃食管反流病的治疗有一定的差异。

1. 抑酸剂

酸可激活十二指肠反流入胃或食管中的蛋白酶，引起黏膜损伤，所以抑制胃酸也是胆汁反流的治疗措施之一，以质子泵抑制剂为首选药物。

2. 促胃肠动力药

胆汁反流的原因之一是食管、胃、十二指肠的运动不协调，或食管清除能力下降、胃排空能力下降，促胃肠动力药可以改善以上情况，是胆汁反流治疗的重要药物，主要药物为西沙必利、莫沙必利、甲氧氯普胺、多潘立酮等。

3. 黏膜阻隔剂

黏膜阻隔剂可以覆盖在黏膜表面，形成保护层，阻隔胆汁对黏膜的作用，还可以与胆汁、蛋白酶等结合，减弱其活性，从而减轻症状，促进黏膜愈合。常用的药物为硫糖铝、L- 谷氨酰胺呱仑酸钠、藻酸盐等。对于食管反流，片剂不能在食管形成较好的黏附层，因此混悬液制剂最理想。

4. 胆汁吸附剂

与胃酸分泌不同，胆汁分泌没有高效的抑制剂，吸附胆汁也是重要的治疗手段之一，常用的药物为铝碳酸镁、考来烯胺、阴离子交换树脂等。

5. 影响胆汁分泌的药物

熊去氧胆酸可抑制胆汁酸的合成，减少胆汁中对黏膜有损害的成分，减轻黏膜的损伤，促进黏膜的愈合。

临床上常将促胃肠动力药与黏膜保护剂联合应用治疗胃内的胆汁反流，也可根据具体的病情加用其他药物。有的患者合并心理问题，需要使用三环类抗抑郁等药物。

（三）内镜和手术治疗

胆汁反流治疗适应证与一般胃食管反流病相同，但也有特殊之处。胃手术后失去了幽门的作用，胆汁反流量大，也容易出现食管反流，并且往往是难治性的反流，加之胆汁反流引起的胃黏膜病变严重，通常的抗反流手术不能解决胆汁反流对胃黏膜的影响，并且残胃的解剖也不一定适合于胃底折叠术，因此常需要将原来的消化道重建方式改为 Roux-en-Y[11]，将胆汁的流向改道，避免胆汁进入胃或反流进入食管内。

（李亮　林煜光　何立锐）

参考文献

[1] McCabe ME 4th, Dilly CK. New Causes for the Old Problem of Bile Reflux Gastritis [J]. Clin Gastroenterol Hepatol, 2018, 16(9):1389–1392.

[2] Keleidari B, Dehkordi MM, Shahraki MS, et al. Bile reflux after one anastomosis gastric bypass surgery: A review study [J]. Ann Med Surg (Lond), 2021, 64:102248.

[3] Sharma P, Yadlapati R. Pathophysiology and treatment options for gastroesophageal reflux disease: looking beyond acid [J]. Ann N Y Acad Sci, 2021, 1486(1):3–14.

[4] Zhang LY, Zhang J, Li D, et al. Bile reflux is an independent risk factor for precancerous gastric lesions and gastric cancer: An observational cross-sectional study [J]. J Dig Dis, 2021, 22(5):282–290.

[5] De Corso E, Baroni S, Salonna G, et al. Impact of bile acids on the severity of laryngo-pharyngeal reflux [J]. Clin Otolaryngol, 2021, 46(1):189–195.

[6] Faraoni JJ, de Andrade JB, de Matos LLM, et al. Effect of Duodenogastric Reflux on Dental Enamel [J]. Oral Health Prev Dent, 2020, 18(1):701–706.

[7] Kilic E, Gerek M, Karakoc O, et al. Effects of acidic and nonacidic reflux on the eustachian tube: An animal experiment [J]. Ear Nose Throat J, 2018, 97(12):E21–E27.

[8] de Bortoli N, Gyawali CP, Frazzoni M, et al. Bile reflux in patients with NERD is associated with more severe heartburn and lower values of mean nocturnal baseline impedance and chemical clearance [J]. Neurogastroenterol Motil, 2020, 32(12):e13919.

[9] Li D, Zhang J, Yao WZ, et al. The relationship between gastric cancer, its precancerous lesions and bile reflux: A retrospective study [J]. J Dig Dis, 2020, 21(4):222–229.

[10] 黄天永 , 金旭波 . 禁食时长对患者胃镜下病理性胆汁反流诊断的影响 [J]. 现代实用医学 , 2019, 31(3):317–319.

[11] Park JM, Yoon SJ, Kim JW, et al. Laparoscopic hiatal hernia repair and roux-en-Y conversion for refractory duodenogastroesophageal reflux after billroth I distal gastrectomy [J]. J Gastric Cancer, 2020, 20(3):337–343.

第 25 章

胃食管反流病的营养管理

胃食管反流病是一种常见病，并且发病率有逐渐增高的趋势。饮食和生活习惯与胃食管反流病有关，营养管理在胃食管反流病的内科及外科治疗中均为必不可少的一部分，营养问题也随病情的不同而有较大的差异，饮食管理和生活方式使部分患者症状减轻。

一、饮食管理

胃食管反流病是慢病管理的主要病种之一，营养管理是其中重要的内容，良好的营养管理对缓解症状有重要的基础治疗作用，在波斯医学中有服用玫瑰油治疗胃食管反流病的方法[1]，但其具体的治疗原理不详。

（一）控制容易引起反流的食物摄入

饮食管理的主要内容是避免摄入容易引起反流的食物，包括脂肪、浓茶、咖啡、酒精、柑橘、洋葱、薄荷、香料、碳酸饮料、辣椒等。这些食物还可以引起反流性食管炎的患者疼痛。脂肪可引起胃酸分泌时间延长、胃排空时间延长，可能加重胃食管反流，因此应严格限制摄入。

（二）避免过饱和睡前进食

除了饮食的种类外，饮食习惯、饮食模式不规律也是胃食管反流病的病因之一[2]，因此应养成规律饮食的习惯。进食后胃的酸袋上移，容易发生反流，而平卧是容易发生反流的体位，因此应避免过饱和睡前 2~3h 进食。

（三）吞咽困难

对于食管狭窄患者，可进食流质饮食或半流质饮食，对于喉咽反流性疾病（LPRD）引起功能障碍者，可指导患者正确吞咽，以摄入足够的食物，维持机体的正常营养需求。

二、生活方式干预

生活方式的干预包括生活习惯、精神心理的调整和锻炼等多方面，并且更加需要患者主动的自我管理。

（一）养成良好的生活习惯

睡眠、饮食和消化道疾病之间有复杂的关系[3]，生活方式改变对胃食管反流病的症状控制也有积极的意义，包括多个方面：在不良嗜好上需要严格戒烟、戒酒；在生活上应改变睡眠习惯，抬高床头，或左侧侧卧位，保持睡眠环境安静，提高睡眠质量，保证充沛的精力。提高床头，不提倡增加枕头的高度，而是提高上半身的高度。

（二）精神心理的调整

在精神心理上要调整和减轻生活和工作的压力，保持良好的心境，必要时求助心理医生，进行心理干预。

（三）积极锻炼

一项为期 5 年的前瞻性纵向队列研究表明[4]：腰椎后凸和脊柱倾斜增加、背部肌力下降和骨骼肌减少是发生胃食管反流病的危险因素。骨骼肌减少症与胃食管反流病相关，骨骼肌减少型肥胖是胃食管反流病的预测因素之一[5]。单纯的蛋白质摄入难以逆转肌肉减少症，需要与体育锻炼同时进行，才能发挥作用。体育锻炼可以增强体质，逆转肌肉减少症，增强肌肉的作用；腹式呼吸的锻炼可以锻炼膈脚，发挥抗反流作用，减轻反流症状[6]。

三、体重管理

肥胖症是胃食管反流病的主要病因，胃食管反流病的症状程度与体重的增加成正比，控制体重可以减轻胃食管反流病，甚至使轻症的胃食管反流症状消失，控制体重对胃食管反流病是一种实际有效的方式。营养管理上，可以与主管医生、营养师共同制定营养处方,指导患者正确实施,并指导患者适当运动。

四、围手术期营养管理

胃底折叠术、磁性括约肌植入术、腔内胃底折叠术和射频消融术是主要的有创治疗手段,其共同特点是引起术后不同程度的吞咽困难,特别是术后组织水肿期间,吞咽困难更加突出,由于气体反流障碍和手术后短暂的胃排空障碍,术后患者可能出现不同程度的腹胀,导致患者食欲降低。手术前应对患者进行辅导,告知术后吞咽困难等饮食相关问题。为减轻不适,术后可进食流食或半流食,但需要注意摄入足够的热量,根据吞咽能力恢复的程度调整饮食方案,然后逐渐过渡到正常的饮食,一般需要 2 周时间进行饮食调整期。在饮食调整期以后,仍需注意饮食问题。胃底折叠术患者,胃内气体反流困难,往往有腹胀的症状,因此应避免饮用碳酸饮料等含气的饮品,避免胃内气体增加而造成不适。咀嚼口香糖是加速康复外科的重要护理措施之一,但在胃底折叠术后,不适宜咀嚼口香糖,其原因是在咀嚼过程中,有意无意间咽下较多的气体,会导致腹胀等不适。进食时保持直立体位,细嚼慢咽,避免大块吞食食物。因磁性括约肌植入术的术后吞咽问题由磁珠的外力所致,因此有特殊的饮食护理要求,手术后最初的几周,鼓励患者术后吃零食,每 2~3h 1 次,以克服术后的吞咽困难。

五、肠内营养支持的胃食管反流问题

由于营养管的存在,破坏了食管胃结合部阀瓣和食管下括约肌的抗反流机制,肠内营养实施过程中容易引起胃食管反流的并发症,主要见于幽门前喂养的老年人和昏迷患者,可产生严重的吸入性肺炎。有的患者需要长期家庭肠内营养支持,脱离医院的护理和监护,肠内营养速度过快和胃内营养液积聚过多时,一旦出现吸入性肺炎,后果更加严重。护理措施包括:避免平卧位,实施肠内营养,可改为斜坡卧位;控制肠内营养液的输注速度,用输液泵持续均匀输注营养液;定期监测胃容量,避免营养液在胃内积聚。必要时,可以改为空肠喂养,以最大限度地减少反流的发生。

胃食管反流病的药物治疗属于症状控制的性质,需要进行长期的慢病管理,指导患者掌握必要的知识,进行有效的自我管理或家庭护理,这有利于病情的控制和预防。

(伍友春　李亮)

参考文献

[1] Adel Mehraban MS, Shirzad M, Ahmadian-Attari MM, et al. Effect of rose oil on Gastroesophageal Reflux Disease in comparison with omeprazole: a double-blind controlled trial [J]. Complement Ther Clin Pract, 2021, 43:101361.

[2] Taraszewska A. Risk factors for gastroesophageal reflux disease symptoms related to lifestyle and diet [J]. Rocz Panstw Zakl Hig, 2021, 72(1):21–28.

[3] Vernia F, Di Ruscio M, Ciccone A, et al. Sleep disorders related to nutrition and digestive diseases: a neglected clinical condition [J]. Int J Med Sci, 2021, 18(3):593–603.

[4] Imagama S, Ando K, Kobayashi K, et al. Increase in lumbar kyphosis and spinal inclination, declining back muscle strength, and sarcopenia are risk factors for onset of GERD: a 5-year prospective longitudinal cohort study [J]. Eur Spine J, 2019, 28(11):2619–2628.

[5] Kim YM, Kim JH, Baik SJ, et al. Association between skeletal muscle attenuation and gastroesophageal reflux disease: a health check-up cohort study [J]. Sci Rep, 2019, 9(1):20102.

[6] 王浩，李娟 . 反流性食管炎的营养和生活方式干预 [J]. 中华胃食管反流病电子杂志 , 2019, 6(4):219–221.

第 26 章

胃食管反流病治疗的卫生经济学问题

胃食管反流病是一种需要长期药物治疗的慢性病，也是一种常见病和多发病，各个年龄阶段均可发病，从终生治疗的角度看，需要巨额的药品费用支出。手术虽然可以达到治愈的效果，但单次手术的支出也是一笔较大数目的费用，因此，从卫生经济学角度，对胃食管反流病的治疗进行审视，有重要的现实意义。

一、检查评估后用药的卫生经济学价值

胃食管反流病的病情差异很大，从反流物的性质看，包括酸反流、碱反流和混合性反流。酸反流的一线治疗药物为质子泵抑制剂，多数可以有效抑制胃酸分泌，控制症状，但其中一部分患者属于以碱反流为主或混合反流的患者，对质子泵抑制剂治疗无明显疗效，因此需要进行全面的评估，然后更换治疗方案，这些检查包括高分辨率食管测压、24h 阻抗监测、CT、上消化道造影、内镜检查等。从卫生经济学的角度看，这些检查也需要较大额的费用支出，因此产生的问题是：一开始就对患者进行全面的检查评估再开始药物治疗还是经验性治疗一段时间后再开始进行全面的检查评估更具卫生经济学效益？这个问题在国外已经有较多的研究。Kleiman DA 等研究发现早期进行 pH 监测比经验性用药更加有卫生经济学价值[1]。Afaneh C 等[2] 的研究比较了经验性治疗与无线胶囊内镜监测的成本效果，研究显示：无线胶囊内镜监测可以减少不必要的质子泵抑制剂的使用，降低潜在药品不良反应发生的可能性，较经验性质子泵抑制剂治疗更具成本效益，因此建议纳入常规的医疗预算。采用胃食管反流病自测量表（GerdQ）指导用药，也较经验性用药效果好[3]。这些研究显示了临床中用客观数据指导用药的重要意义，但是这些检查都是有成本的，开发成本更

低的检查措施在大规模人群的应用中，具有非常显著的卫生经济学意义。一些经济的检查手段可作为初步的检查之一，唾液蛋白酶检测简单易行，可作为初步的检查项目之一[4]。如检查结果为阴性但仍考虑胃食管反流病，再考虑进行24h阻抗监测，这样可节约医疗费用的整体支出。唾液蛋白酶检测的缺点是无法确定是酸反流还是碱反流，在临床上指导质子泵抑制剂使用的价值有限。

二、药物治疗方案的卫生经济学问题

目前国内可供选择的质子泵抑制剂类药物包括奥美拉唑、兰索拉唑、泮托拉唑、艾司奥美拉唑、艾普拉唑、雷贝拉唑。这些药物长期使用的成本和副作用问题也是一个卫生经济学的问题。通过药师向患者提供低成本的质子泵抑制剂药物选择建议，可以达到更好的卫生经济学效益[5]。在维持治疗阶段，临床有维持治疗和按需用药两种方式，按需用药具有更好的经济效益[6]。沃诺拉赞是一种比质子泵抑制剂更高效的抑制胃酸药物，但价格高，2014年在日本首先上市，国内也有使用。国外的研究证明采用沃诺拉赞优先的策略，比雷贝拉唑和艾司奥美拉唑具有更好的疗效和卫生经济学效益[7]。波兰一项研究表明[8]：艾司奥美拉唑比其他质子泵抑制剂类药物更有效，在治疗糜烂性食管炎时疗效更好，具有较高的疗效 - 成本效益，并且可以被接受。这些研究说明在以症状控制为主要治疗目的之一的胃食管反流病的治疗中，更好的症状控制是药物治疗的主要目标，这些症状对患者生活质量造成较大的影响，在这个前提下由于药物价格增加造成的费用支出可以被接受，因此，更高效的药物可能具有更好的卫生经济学效益。不同国家和地区药品价格差异较大，有的国家和地区还有进口药品和本土药品的价格差异，药品费用占支出的比例也有很大的不同，因此，这些研究不能机械地应用于其他地区的卫生经济学研究中，实际的卫生经济学意义需要根据当地的实际经济和医药发展水平、民众对治疗的价值观等做出评判。

三、药物治疗与手术治疗

手术治疗是可治愈胃食管反流病的手段之一，但手术费用较为昂贵；质子泵抑制剂类药物虽然价格不高，但作为一种症状管理手段长期使用，累积起来的总支出也是一笔大额的支出。两者的经济学效益问题是胃食管反流病研究的重点之一。韩国的一项研究表明[9]：抗反流手术比药物治疗更加便宜和有效，是替代药物治疗的有效治疗手段。国内在这方面的研究缺乏，考虑国内劳务费及技术性收费低的情况，手术费用较国外发达地区明显低，因此手术治疗的成本效益可能更优，卫生经济学意义可能更加显著。对于需要长期用药的患者，抗反流手术的支出相对于质子泵抑制剂治疗的支出在成本上有一个平衡点，即抗反流手术的支出与一定时间内的药物支出相等，超过这个时间，抗反流手术更具成本优势。Park CH 的研究的平衡点为 5~10 年[10]。在临床治疗上，手术不仅可以阻止胃酸的反流，也可以阻止其他胃内容物的反流，可以获得质子泵抑制剂治疗无法取得的疗效，并且无须长期服药，可以获得更好的生活质量，因此抗反流手术具有更好的成本效果优势。在手术方式上，虽然腹腔镜手术费较开腹手术高，但总体考虑，包括住院时间、恢复正常生活的时间等各个方面，腹腔镜手术比开腹手术更有卫生经济学优势[11]。

四、药物治疗与内镜治疗

内镜治疗虽然是目前胃食管反流病的重要措施之一，但是相对于手术，其效果仍没被广泛接受，尤其是远期疗效，并且手术适应证也较窄，但内镜治疗仍有较好的卫生经济学意义[12]。Trad KS 等对 63 例胃食管反流病患者的 5 年随访研究显示[13]：经口无切口胃底折叠术（TIF）2.0 组患者与健康相关的生活质量评分从 22.2 分下降到 6.8 分 （$P < 0.001$)，生活质量明显提高。内镜治疗是否具有卫生经济学的优势取决于药品的价格，美国的一项研究表明当质子泵抑制剂的价格平均每月超过 90 美元[14]，质子泵抑制剂治疗相对于内镜下治疗即不具备优势。目前内镜下胃底折叠术并未广泛开展，手术所需设备和器械均需进口，因此缺乏这方面的卫生经济学研究。

五、小　结

对于常见病、多发病，特别是需要长期治疗的疾病，卫生经济学研究有重要的意义，可以节约社会的卫生支出，使医疗投入得到更高效的利用，从而提高整个疾病患者群的疗效。胃食管反流病具有很大的异质性，有多种治疗方法可供选择，以医疗选择为基础，从卫生经济学角度去考虑治疗问题，也是一个重要的方向。

（李华玲　李亮）

参考文献

[1] Kleiman DA, Beninato T, Bosworth BP, et al. Early referral for esophageal pH monitoring is more cost-effective than prolonged empiric trials of proton-pump inhibitors for suspected gastroesophageal reflux disease [J]. J Gastrointest Surg, 2014 , 18(1):26–33, discussion 33–34.

[2] Afaneh C, Zoghbi V, Finnerty BM, et al. BRAVO esophageal pH monitoring: more cost-effective than empiric medical therapy for suspected gastroesophageal reflux[J]. Surg Endosc, 2016, 30 (8):3454–3460.

[3] He S, Liu Y, Chen Y, et al. Value of the Gastroesophageal Reflux Disease Questionnaire (GerdQ) in predicting the proton pump inhibitor response in coronary artery disease patients with gastroesophageal reflux-related chest pain [J]. Dis Esophagus, 2016, 29(4):367–376.

[4] Zhang M, Chia C, Stanley C, et al. Diagnostic utility of salivary pepsin as compared with 24-hour dual pH/impedance probe in laryngopharyngeal reflux [J]. Otolaryngol Head Neck Surg, 2021, 164(2):375–380.

[5] Lai L, Alvarez G, Aleu A, et al. Cost avoidance analysis of medication conversions on the treatment of gastroesophageal reflux disease in a medication therapy management call center: a budgetary perspective [J]. J Pharm Pract, 2022, 35(3): 337–382.

[6] Jamshed S, Bhagavathula AS, Zeeshan Qadar SM, et al. Cost-effective analysis of proton pump inhibitors in long-term management of gastroesophageal refluxdisease: a narrative review [J]. Hosp Pharm, 2020, 55(5):292–305.

[7] Yokoya Y, Igarashi A, Uda A, et al. Cost-utility analysis of a'vonoprazan-first'strategy versus'esomeprazole-or rabeprazole-first' strategy in GERD [J]. J Gastroenterol, 2019, 54(12):1083–1095.

[8] Petryszyn P, Staniak A, Grzegrzolka J. Is the use of esomeprazole in gastroesophageal reflux disease a cost-effective option in Poland? [J]. J Comp Eff Res, 2016, 5(2):169–178.

[9] Park S, Park S, Park JM, et al. Anti-reflux surgery versus proton pump inhibitors for severe gastroesophageal reflux disease: a cost-effectiveness study in korea [J]. J Neurogastroenterol Motil, 2020, 26(2):215–223.

[10] Park CH. Cost-effective Management of severe gastroesophageal reflux disease: toward an improved understanding of anti-reflux surgery [J]. J Neurogastroenterol Motil, 2020, 26(2):169–170.

[11] Banki F, Weaver M, Roife D, et al. Laparoscopic reoperative antireflux surgery is more cost-effective than open approach [J]. J Am Coll Surg, 2017, 225(2):235–242.

[12] Seleem WM, Hanafy AS, Mohamed SI. Endoscopic management of refractory gastro-esophageal reflux disease [J]. Scand J Gastroenterol, 2018, 53(4):390–397.

[13] Trad KS, Barnes WE, Prevou ER, et al. The TEMPO trial at 5 years: transoral fundo-plication (TIF 2.0) is safe, durable, and cost-effective [J]. Surg Innov, 2018, 25(2):149–157.

[14] Funk LM, Zhang JY, Drosdeck JM, et al. Long-term cost-effectiveness of medical, endoscopic and surgical management of gastroesophageal reflux disease [J]. Surgery, 2015, 157(1):126–136.